医師が教える！健康あんしん旅

シニア世代へ25のアドバイス

著・監修
JR東京総合病院

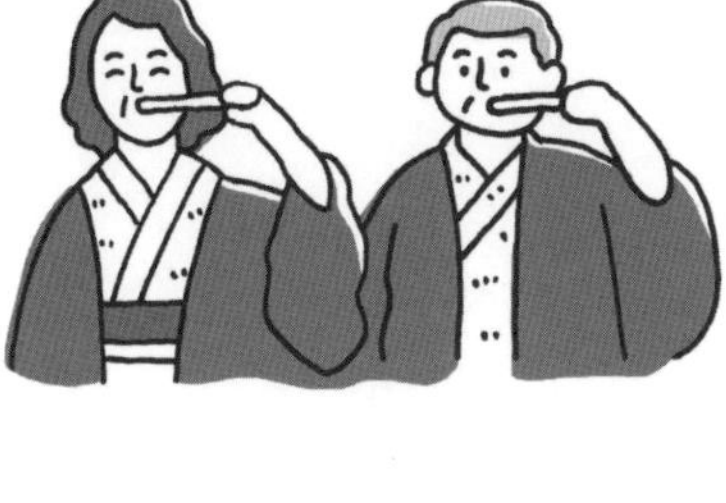

交通新聞社

CONTENTS

後編 みんなで知っておきたい、持病がある場合の心がけと対策

はじめに

ＪＲ東京総合病院 院長
髙戸 毅

旅行を大いに楽しむために

日本は、国土の四方が海に囲まれ、また国土が縦に長いという特徴があります。そのために、変わりゆく四季折々の美しい自然と、豊かな国土に育まれた食を楽しむことができます。これは日本に生まれ育った私たちに与えられた最高の恵みといえます。

近年は、日本食のブーム、世界遺産の増加など、この日本の素晴らしさが、広く海外の人々にも認識され、多くの外国の方々が日本観光に訪れています。世界の人々は、心のこもった『おもてなし』を日本の随所で享受することが可能なのです。

そうした観光を楽しむのに大切なのは移動手段です。ご存じのように、この長い国土を快適に移動する手段として、航空機や、ＪＲが誇る新幹線があります。日本の鉄道は、世界に類を見ないほどの、快適さ、安全性、時間の正確さ、安心を誇っています。

旅行を通じて、子どもや若い方々は日常と異なった未知なる世界を体験し、多くの見知らぬ方々に会い、郷土の料理を楽しむことができます。こうした経験はこれからの人生にとって大きな刺激と財産になります。また、日々仕事に忙殺され、心身ともに疲れた方々は、癒しを得ることができます。

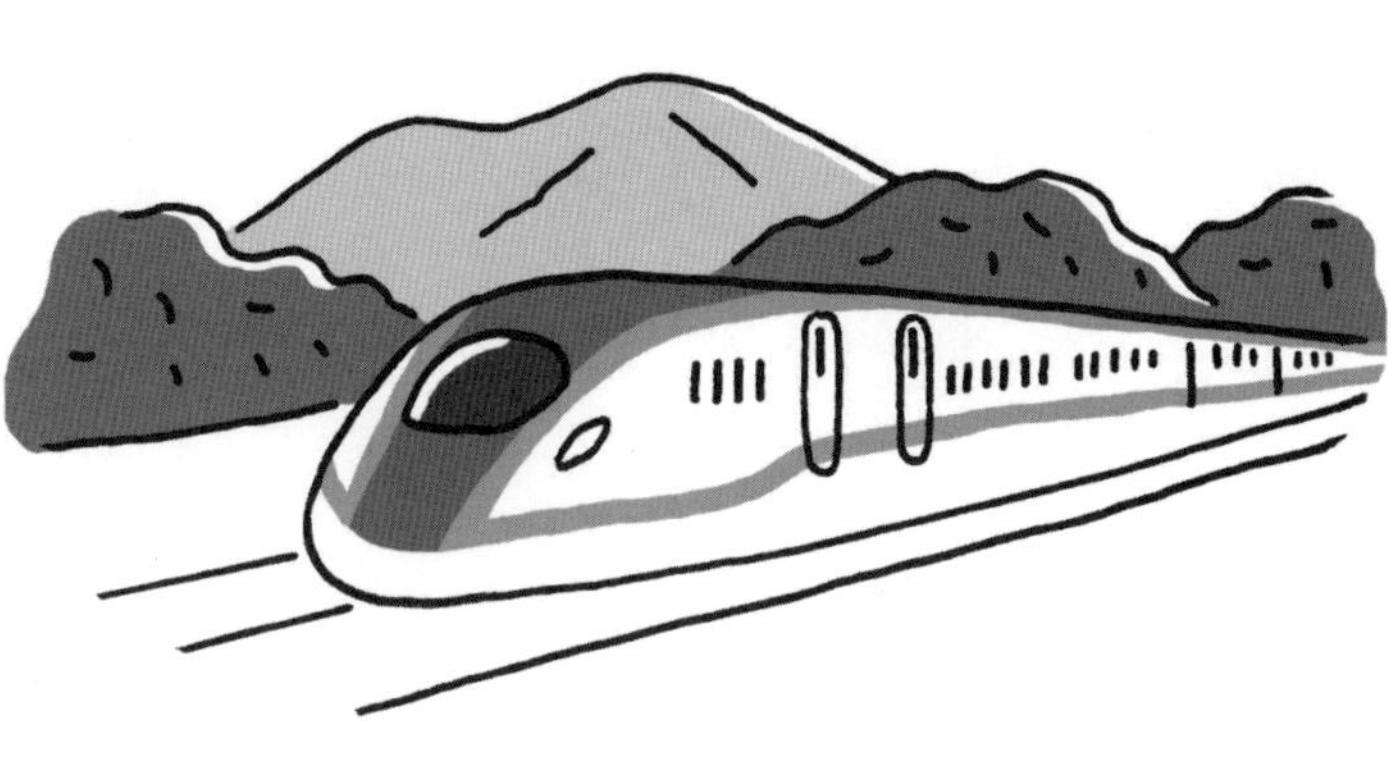

さらに、お仕事から解放され、その後の生活を楽しんでいる方々にとっても、日常から離れる旅行はリフレッシュに最適といえます。

とくに、シニアの方の旅行の効用としては、未知なる土地での新たな出会いによる刺激、美しい景色や郷土料理を堪能することなどが脳の老化予防に役立ち、適度な運動は骨粗鬆症、肥満、動脈硬化などの予防に役立つといわれています。

しかし、長い距離を移動し、慣れない土地に滞在して観光を楽しむことには、危険を伴うことも忘れてはなりません。旅行中に病気やけがをする確率は意外に高いのです。

旅先では、発熱やけがなど誰にでも起こりうる急なトラブルとともに、持病のあるシニアの方が遭遇しやすいトラブルがあります。思わぬ体調不良に襲われ、旅行そのものが台なしになるばかりでなく、同行者にも迷惑をかけてしまいます。

誰にもいえることは、最低限の常備薬を持参するとともに、旅行先の医療機関での受診が必要になることを想定した、保険証の携帯です。

また、持病の心配がある方においては、お薬手帳を持参するとともに、起こりうるトラブルへの心がけと対策の準備をしておくことが、旅行を楽しみ、よい思い出にするために最重要といえます。

旅行に準備しておくべきもの

健康に不安のある方はもちろん、スポーツや体験型イベントに参加される場合などは、旅先で病院に行く場合を想定し、保険証とお薬手帳の持参をおすすめします。

また、普段服用している薬はもちろんのこと、胃腸薬、頭痛薬、風邪薬、乗り物酔い止めなども持っていると安心です。さらに、絆創膏や普段使用している目薬なども持っていると役立つことがあります。

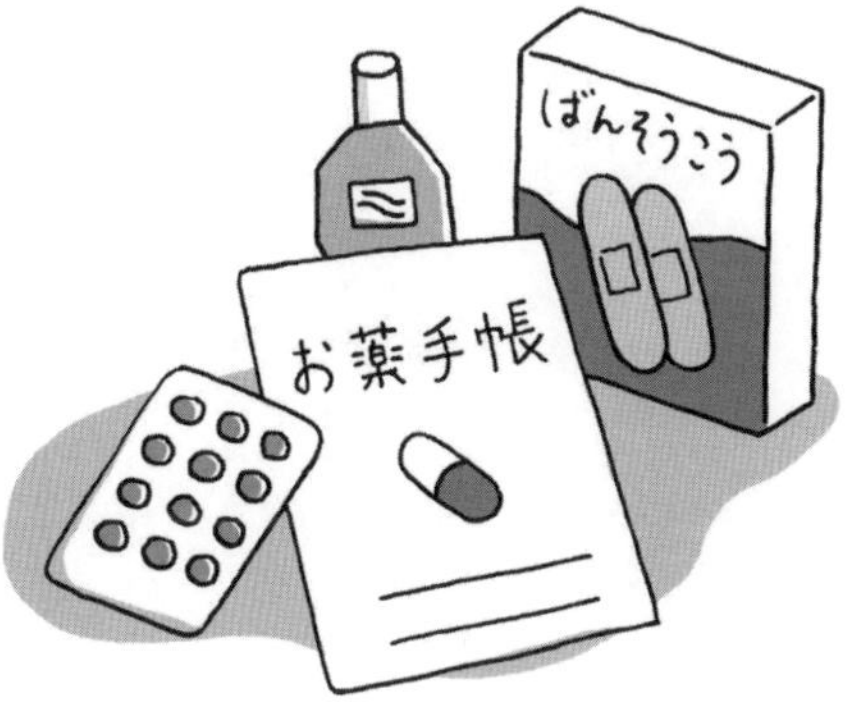

旅先でけがをした場合

旅行中に最も多いトラブルは、転倒によるけがといわれています。皮膚に傷を負ったり、手足の骨を骨折してしまうこともあります。とくに、スポーツや体験型イベントの旅行では、けがや事故の危険性もあるので注意が必要です。

小さな範囲の傷や火傷などでは持参の絆創膏などで対応が可能なこともありますが、痛みが強かったり、傷が広範囲の場合には、速やかに病院で診察を受けることをおすすめします。

捻挫や骨折などは入院が必要になることもあります。夜になると診療を受け付けてくれる病院も限られてくるので、早めに受診しましょう。

旅先で病気をした場合

旅行では、生活リズム、食事の内容、気候などが普段の生活環境と異なるため、体調を崩さないように注意が必要です。頭痛や下痢、便秘などに対しては、日常的に服用しているもので対処するとよいでしょう。

しかし、高熱が出る、胸が痛くなる、喘息の発作が起きる、頭が異常に痛くなる、手足に麻痺が生じる、意識がなくなるなど、予期しない一刻を争う発作などに見舞われることもあります。その場合には、躊躇せずに救急車を呼んで病院で診察を受けてください。そのためにも保険証とお薬手帳は必ず持参しておくことをおすすめします。

お年寄りに多く見られる病気として、高血圧症、虚血性心疾患などの循環器系の疾患、脳梗塞、糖尿病、そして変形性膝関節症、腰痛などがあります。これらの疾患を抱えている方は、旅行時には十分注意する必要があります。

本書では、JR東京総合病院の各科の専門家が、いろいろな旅行中のトラブルを想定し、万一トラブルが生じた場合に、うまく対応できるようにアドバイスをいたします。

本書をご利用いただきまして、とくにシニアの方が安心して旅行できるためにお役立ていただければ幸いです。

前編

誰にでも起こりうる、旅先での急なトラブル対策

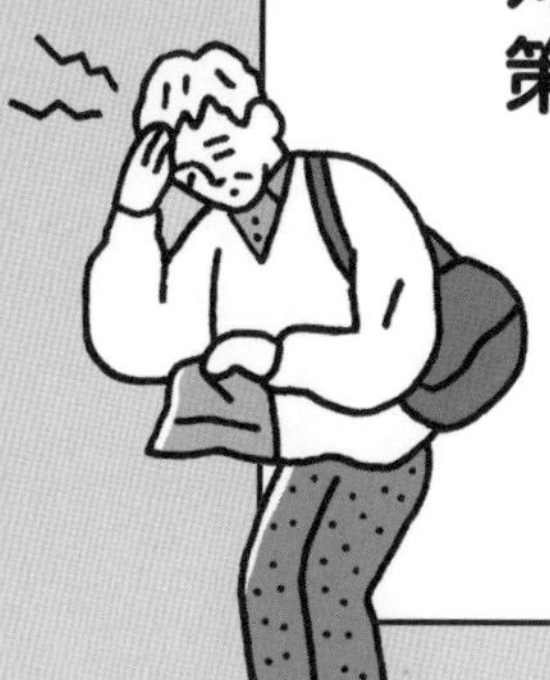

1

旅先での膝と腰、ケアのコツ

整形外科
三浦俊樹

膝の痛みが旅行回数に影響

この本の読者なら、「旅行が楽しみ」という人は多いでしょう。私たちの病院では以前、膝の痛みがどう旅行に影響しているかを調べたことがあります。

その結果、膝に痛みのない方（平均73歳）では、ほとんどの方（94％）が年に最低1回は旅行に出かけていました。

これに対して、関節の軟骨が摩耗して痛みのある変形性膝関節症の患者（平均

70歳）では、軽症でも15％、重症では25％の方が年に一度も旅行に行っていないこと、重症な方では半数が鉄道などの公共交通機関を使っていないことがわかりました。

また、膝や腰は誰でも痛みが出やすい部位です。普段は痛みがなくても旅先で夢中になって長い距離を歩いたり、荷物を抱えていた後で痛みが出てしまうこともあります。このように痛みがあると、せっかくの旅行が楽しめなくなってしまいます。

ここでは楽しく旅行に出かけて帰ってくるために、どのようなことに注意したらよいか考えてみましょう。

姿勢や歩き方に注意を

さてクイズです。体重50キロの人が両足で立っています。片方の膝にかかる力は次のうちどれでしょうか？

① 約25キロ　② 約55キロ　③ 約100キロ

正解は②です。体が倒れないようバランスをとるためには、関節のまわりでは筋肉も活動しています。関節にはその分の力もかかってきます。

ちょっと難しくなりますが、関節にかかる筋力のモーメント、体重や床反力のモーメントの合計が0となり、釣り合っているときが、バランスのとれた状態（平衡状態）となるからです。

関節にかかる力は、動きや姿勢によっても変わってきます。

そのため膝関節では、立っているだけで片膝に体重の約1・1倍の力がかかるといわれています。さらに歩くときには片方の膝に体重の約2・6倍、階段の下りでは約3・5倍の力がかかるといわれています。また、早歩きでは体重の約4・4倍もの力がかかるとする報告もあります。

旅先で膝に痛みを出さないためには、身軽な格好で、早歩き・大股歩きは避けて、階段も無理しすぎないようにしましょう。

腰にかかる力を調べた研究では、姿勢によって腰の椎間板にかかる力は変わることがわかっています。

楽なイメージがある座った姿勢であっても、前かがみに座っていると、椎間板には立っているときの1・5倍以上の力がかかります。逆に、背もたれにリクライニングして座ると、前かがみに座る姿勢に比べて1／3程度まで負荷が減ります。

乗り物を使って遠出する場

図A　姿勢に伴う腰への負担の違い

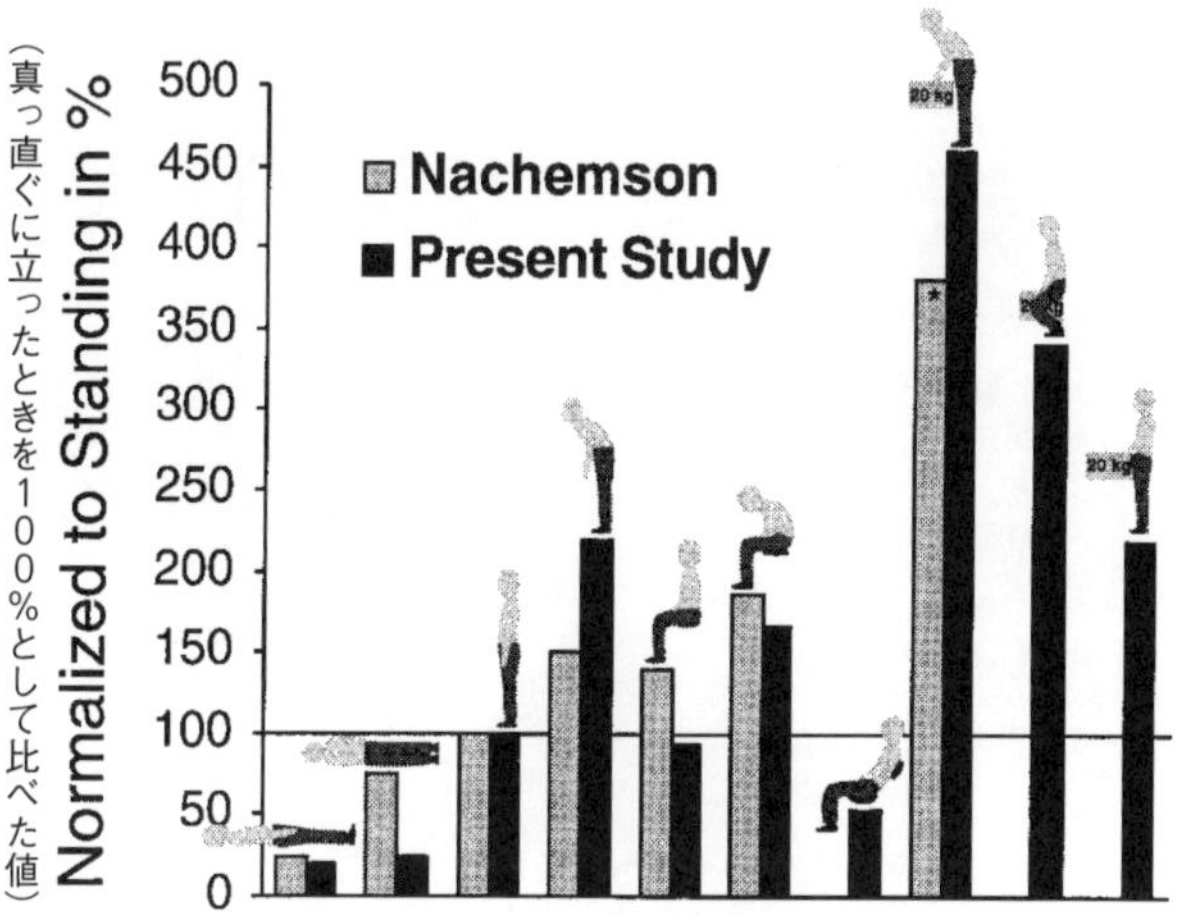

各姿勢での椎間板への負荷。Nachemson（灰色）とWilke（黒色）が報告したデータを示しています。

出典：SPINE Volume 24, Number 8, pp 755–762
©1999, Lippincott Williams & Wilkins, Inc.

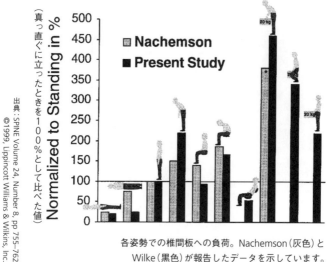

合は、姿勢を意識して腰への負担を減らしましょう。

また、20キロの荷物を前かがみで持つと、腰には普通に立っているときの4・5倍の負担がかかるとされますから、荷物はコンパクトにして身軽にし、お土産をいっぱい買った場合にはキャリーバッグを使ったり郵送するなど、無理しないようにしてください。

腰痛のレッドフラッグ

いわゆる「ぎっくり腰」は、急性に起きた腰痛のことを意味する一般用語で、医学用語ではありませんが、ぎっくり腰になってしまったらどうしたらよいでしょう?

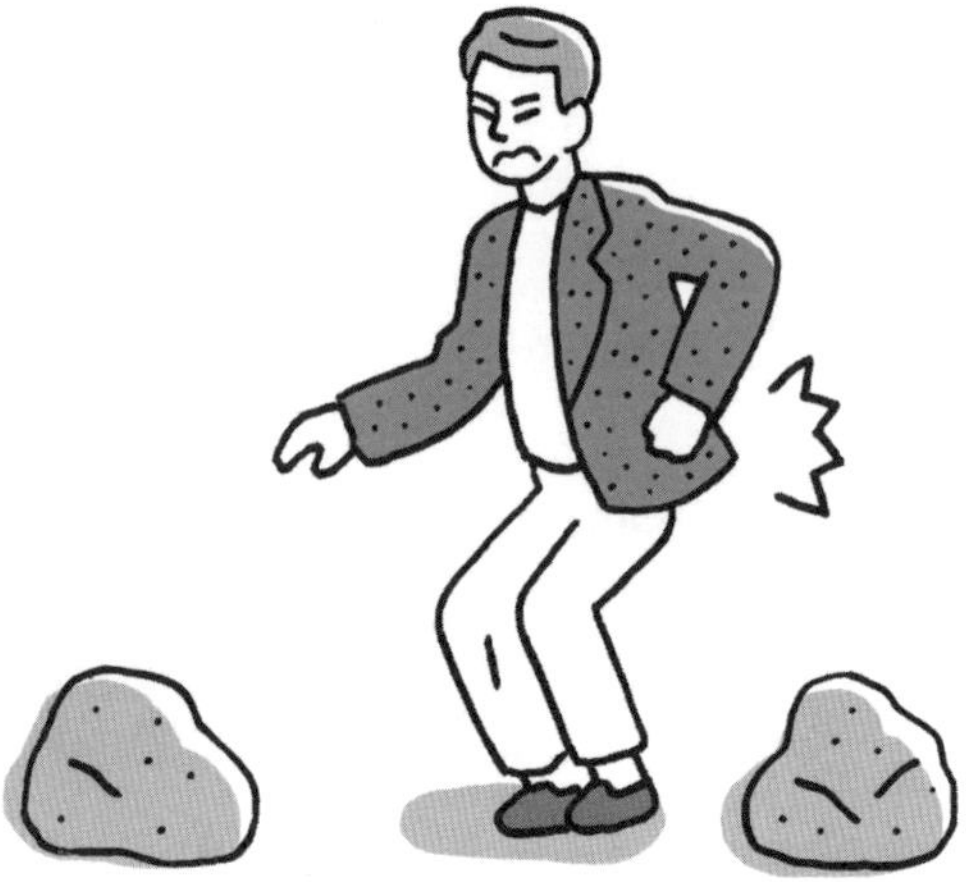

ぎっくり腰では多くの場合、痛みは一時的で長期的には心配はありません。痛みが強い場合には、まず痛み止めを飲んだり湿布を貼ります。痛み止めは薬局でも購入できます。飲み薬では、アセトアミノフェンやロキソプロフェンなどが使いやすいでしょう。通常のぎっくり腰では、痛みがあっても絶対安静にする必要はなく、痛みの範囲内で動いてもかまいません。

一方で、腰痛のなかでもレッドフラッグと呼ばれ、注意が必要な症状を伴う腰痛があります。腰痛だけでなく足にしびれがあったり、力が入らない、全身の熱も出るといった場合などです。

足のしびれや力の低下は、椎間板ヘルニアなどにより神経が圧迫されている可能性が考えられます。発熱を伴っている場合には化膿性椎間板炎といって、椎間板や骨に細菌感染を起こしていることがあります。

また、骨粗鬆症と診断されていたり、持病の治療のため普段ステロイド剤を飲んでいる方では、軽微な力でも骨折（脊椎の圧迫骨折など）を起こすことがあります。背中を叩くと強い痛みがある場合には圧迫骨折を疑います。

このように神経症状、感染、骨折がある場合には、放置していたり、無理に動きすぎると症状が悪化する危険があります。早い時期に病院で診察を受けることをおすすめします。

参考文献

田代俊之ほか・変形性膝関節症が旅行能力に及ぼす影響・交通医学　68;123-128,2014
Kutzner I et al. Loading of the knee joint during activities of daily living measured in vivo in five subjects. J Biomech 43;2164-2173:2010
Wilke HJ et al. New in vivo measurements of pressures in the intervertebral disc in daily life. Spine 24;755-762:1999

2 急な乗り物酔いもあります

消化器内科
岡本 真

ある乗り物酔いの物語

三連休を使って、娘夫婦と孫ふたり、妻と私の6人で、山の温泉に旅行したときのことである。皆がそろうことも久しぶりで、誰もが楽しみにしていた。出発の朝、小学2年になる上の孫娘はとくに興奮していた。

「おばあちゃん、聞いて。きのうの夜はワクワクしてよく眠れなかったの。でも朝ごはんをいっぱい食べてきたから元気だよ」

特急に乗って2時間近く、山間に入って列車の揺れが大きくなってきた。

と、その孫娘が急に元気をなくした。顔色が悪く、母親である娘の膝の上にぐったり横になっている。そのうち、吐き気を訴えて、我慢しきれず吐いてしまった。孫娘は、「ごめんなさい」と小さな声で繰り返しあやまっている。

妻は、「気にしなくていいよ」と言いながら、娘と吐いたものを片付けている。

父親は、「ご迷惑かけました」とまわりの乗客に頭を下げて回っている。

下の男の子は、姉の吐いたもので服が汚れてしまい、泣きべそをかいている。

私は、何をしたものかわからず、オロオロするばかり。

目的地まで、まだ1時間かかるのだが。

男性より女性が多い

乗り物に揺られているうちに、気分が悪くなって、吐いてしまうことを乗り物酔いといいます。

列車、船、自動車、バス、飛行機、ジェットコースターなど、さまざまな乗り物で起きます。宇宙船でも起きますが、宇宙船を利用する方はまだ少ないと思いますので、ご参考までに。

乗り物酔いは、小学校入学前後の子どもから起きやすくなり、高学年になるにつれて増えてきます。小中学生の約40％が「乗り物酔いしやすい」というデータもあります。

また男性よりは、女性に多く認められます。一方、乳幼児や高齢者はあまり乗り物酔いになりません。

乗り物酔いの症状

乗り物酔いでは、次のような症状がみられます。

初めは、体がだるくなり、生つばや生あくびが出ます。

やがて、ムカムカ気持ちが悪くなってきます。

その他、顔色が悪くなり、冷や汗が出てきます。めまいや頭痛が出ることもあります。

最後に、吐き気が強くなって、吐いてしまいます。

このような症状も、乗り物から降りて数時間すると自然によくなります。船の長旅の場合は、3〜6日すると慣れにより軽快してきます。

原因は、平衡感覚の異常、視覚刺激、におい、体調不良…

乗り物酔いが起きる原因はさまざまあります。大きく分けて、外的な要因と患者側の要因があります。

外的な要因の第一は、乗り物の揺れが内耳を刺激することです。内耳の前庭や三半規管は、平衡感覚を保つ働きをしています。長い時間乗り物に揺られていると、内耳の平衡感覚の働きが乱され、自律神経の異常を引き起こします。自律神経は、心臓や血管、胃腸などの働きをコントロールしているため、その異常は、生つばや生あくび、冷や汗、吐き気などの症状を起こし、ついには吐いてしまいます。

もうひとつの要因として、めまぐるしく変わる景色を見ていることによる、視覚刺激があります。たとえば、船の近くの波の動きをじっと見ていると、乗り物酔いの症状が出てきます。乗り物酔いではありませんが、テレビや映画で動きの激しい場面を見ていると気持ち悪くなるのも、同じことです。

そのほか、ガソリンやタバコなどの不快なにおいは乗り物酔いを起こしやすくします。車内の暑さや湿度も乗り物酔いを悪化させる要因になります。

患者側の要因としては、寝不足、疲労、食べすぎや空腹などの体調不良が、乗り物酔いを起こしやすくします。

また心理的な要因も重要です。以前に乗り物酔いでつらい思いをしたことがあると、「また同じようになったらどうしよう」という不安感から、乗り物酔いになりやすくなります。

乗る前と乗ってからの予防

乗り物酔いは、本人がつらいことですが、まわりの人も嫌な気分になります。ましてや、これから旅を楽しもうと思っている矢先のことであれば、なおさらでしょう。
そんな乗り物酔いにならないための予防法をまとめます。

まず、乗り物に乗る前です。

●十分な睡眠をとり、寝不足を避けましょう
風邪をひいたり胃腸をこわしたりしていてもいけません。できるだけ体調を整えます。

●食べすぎや空腹を避けましょう
腹八分目が大切です。二日酔いの状態もよくありません。

●あらかじめ乗り物酔いの薬を飲んでおきましょう
乗り物に乗る30分~1時間前に乗り物酔いの薬を飲んでおきます。薬は町の薬局でいろいろ販売されています。病院に行くと抗ヒスタミン薬がよく処方されます。

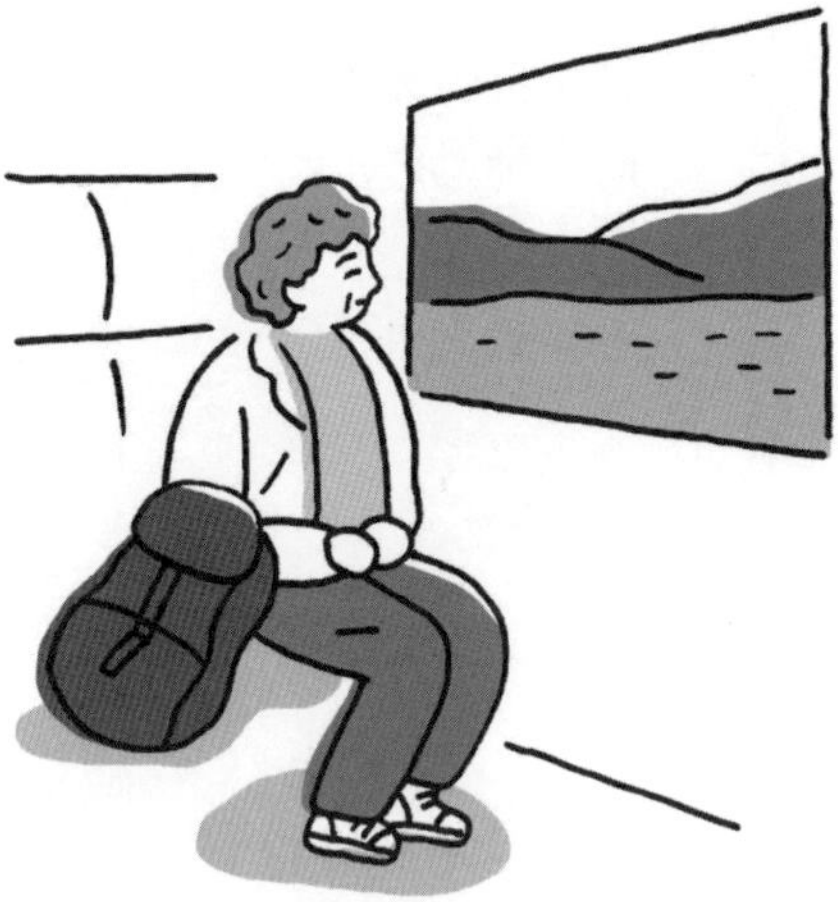

そして、乗り物に乗ってからです。

●乗り物酔いしにくい座席に座りましょう

列車では、窓側に座って遠くの景色を見るようにします。進行方向と反対向きの座席は、避けたほうがよいでしょう。バスでは、外が広く見える前方の座席に座るようにしましょう。船では、重心に近くて揺れが少ない中央部がよいでしょう。飛行機では、景色が楽しめなくなりますが、翼の近くの中央部が、揺れの少ない座席になります。

●体をリラックスさせましょう

きつく締めているベルトや衣服をゆるめ

ます。あるいは出かけるときからダブダブの服装にしましょう。シートを少し倒して楽な姿勢になります。

●遠くの景色を見るようにしましょう

思い切って、目をつぶって眠ってしまうのもひとつの方法です。

●読書は避けましょう

うつむいた姿勢で細かい字を目で追いかけることはよくありません。携帯電話やゲームもよくありません。

●自動車やバスでは、換気をよくし、長時間の乗車は避けましょう

適時休憩をとり、外の空気を吸うようにします。

もし乗り物酔いになってしまったら

可能であれば乗り物から降ります。安静にしていると、数時間で自然に回復してきます。

しかしすぐに乗り物を降りることができない場合が多いと思います。そんなときは、できるだけシートを倒して体を横にし、ベルトや衣服をゆるめて、楽な姿勢にします。吐き気が強ければ、乗り物酔いの薬を飲みます。症状が出てからでも、効果はあります。

吐いてしまったときは脱水状態になっていますから、少しずつでも水分補給に努めましょう。

なかなかよくならない、吐いて水分がまったく取れない、そんなときは病院で診察を受けてください。

3

温泉を安心して楽しむための注意点

総合診療科
米永一理

長風呂や露天風呂…普段と違う入浴だからこそ

旅の楽しみのひとつである温泉。温泉に恵まれた日本では、温泉巡りをするだけでも、心と体が癒されるのは私だけではないと思います。

一方で、多くの方にとって非日常であり、身体にとっては負担となる面も出てきます。とくに楽しいひとときには、美食と美酒もつきものであることが多く、普段とは違って、長風呂をしたり、露天風呂などで急な温度変化にさらされることもあるかと思います。

今回は、この温泉に関して、より楽しむための注意点をまとめます。

倒れないために ～入浴時の注意点～

温泉において危険なことは、なんといっても飲酒後の入浴です。循環器系が不安定であり、血圧の変動が激しくなります。また、中枢神経系も麻痺しており、自分自身の状況を把握できずに、長時間入浴してしまったり、溺れてしまったり、転倒したり、他のお客さんとトラブルを起こしたりと、さまざまなリスクを伴います。

また、満腹になった後の入浴も、食後は消化吸収のため、腸の血流が多くなり、温泉で急にあったまると血管が開いてしまい、脳血流が保てなくなり、倒れてしまうことがあります。

一方で、空腹時の入浴も、血管が開くことで糖分が十分に脳に行かなくなったり、自律神経の調整がうまくいかなくなるなどして、倒れてしまうことがあります。

そして、熱いお湯も血圧を急に上げるため、よくありません。また細胞は42度以上になると死んでしまうため、熱いお湯に長時間浸かることは、老化を亢進《こうしん》させている可能性すらあります。

その他にも、運動直後の入浴も、血圧の急な変化を伴い危険です。

つまり、血圧が急に変動するような行為は避けることがポイントとなります。

入浴のときに避けたい状況

①飲酒後　②満腹・空腹時　③急な温度変化

もしものために　～温泉旅行の前に準備するもの～

しかしながらどんなに注意していても、入浴中や入浴後に倒れてしまうことはありえます。そのために旅先で倒れてしまうことも念頭に、旅の支度をしましょう。

医師としてぜひお願いしたいことは、旅行先にも必ず、保険証・お薬手帳は持参しましょう。お薬手帳があれば、投薬内容から、現在治療中の大体の病気が何であるかがわかります。また、温泉から運ばれてくる方は、ほとんどが旅行者であり、かかりつけ医に運ばれるわけではありません。お薬手帳では処方医の病院名やクリニック名がわかるため、必要に応じて問い合わせをし、治療につなげることもできます。

そして、よりスムーズな診断・治療につなげるため「既往歴（今までかかったことのある病気）」と「アレルギー」をメモなどで簡単にまとめておくとよいでしょう。友人だけの旅行の際は、知らなくても当たり前かと思いますが、気が動転しているときは、配偶者や家族だけでなく、本人でさえも、あやふやな記憶しかないこともお見受けします。

準備するもの

①保険証　②お薬手帳　③既往歴・アレルギーをまとめた簡単なメモ

スムーズな治療につなげるために　～倒れたときの対応～

温泉から運ばれてくる患者さんの訴えや病気には、ある程度の共通性があることが多いです。いずれも循環器系の変動が原因となっていることが多い傾向にあります。

温泉で病気を発症したときに、どこに行っても医師が必要とする情報には共通点があります。

まずは、素早い診断のためにあると助かるのが、「何時何分に、何をしていて発症したか、そしてその後、どうしたか」を時系列でまとめて情報提供してもらうことです。

これにより迅速な治療につなげることができます。もし本人が意識を失うような状態であれば、まわりの方が時間と状況を確認し、できる範囲内で記録してもらえると助かります。

また、可能な限りどなたかが病院まで付き添いをお願いします。救急救命では、

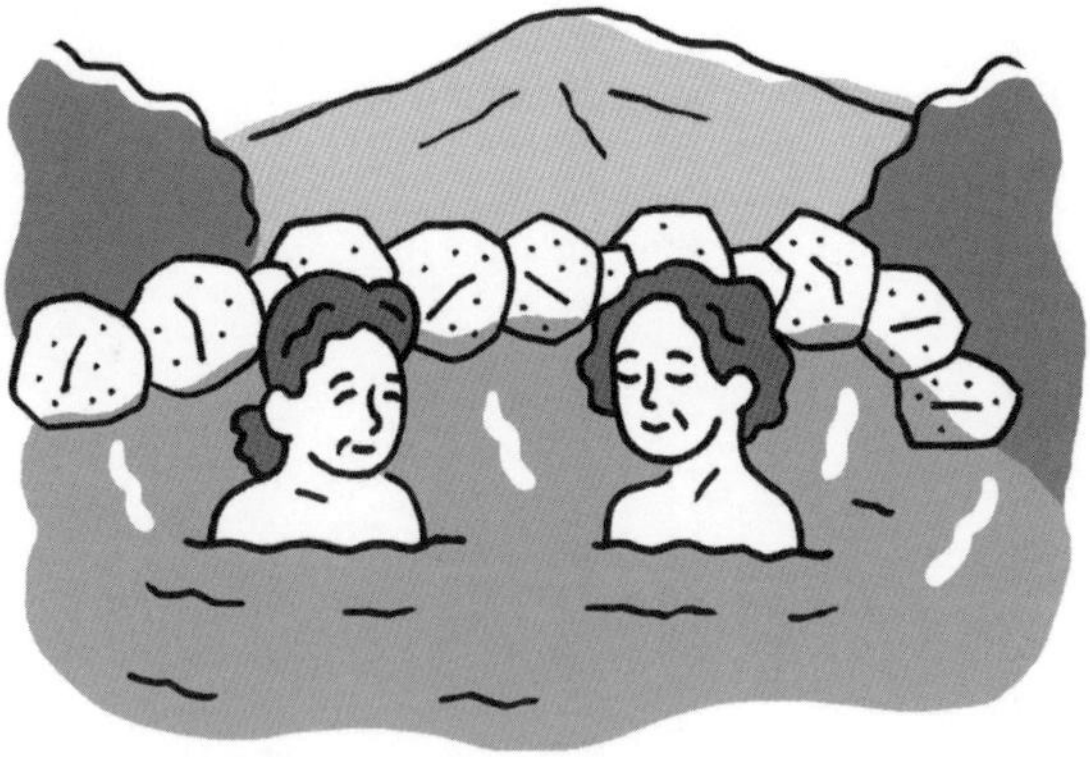

さまざまな状況の確認や同意を求められ、スムーズな治療のためには、同行者がいることが大事なのです。

よって、患者さんと一緒に関係者も来院してください。救急車やドクターヘリなどを使用し、患者さんと一緒に移動できない場合でも、早い段階で病院へ来てもらえればと思います。診断がついて、入院することになっても、帰宅することになっても、どちらでも何らかのサポートをしてもらうことが必要となります。

ちなみに、旅行先での病院受診は、かかりつけ医ではなく、不安も多いかと思います。また、病院や地域ごとに医療機関の雰囲気の違いを感じることもあるかと思います。

しかし幸いにして、日本においてはどこの地域でもほぼ均質な医療が提供されており、安心してよいかと思います。医師である私から見ても日本のすごさを感じさせられます。

温泉から搬送されてくる患者の訴えの例

意識障害（卒倒）、めまい、動悸、呼吸困難、転倒、溺水、腹痛、嘔吐など

温泉から搬送されてくる患者の診断名の例

失神、神経調節性障害、脳梗塞、脳出血、狭心症、心筋梗塞、不整脈（発作性心房細動）、末梢性眩暈症、アルコール中毒、高血圧など

温泉が原因の病気を見逃さないために ～帰宅後の体調管理～

温泉旅行からの帰宅後は、心と体はリフレッシュされるものの、意外と体力を

使っており、体は疲れています。しっかりと休息をとり、無理のない生活を送るようにしましょう。

また、温泉後にみられる病気として、レジオネラ肺炎や白癬《はくせん》（水虫）感染などがあります。もちろん温泉だけが原因ではなく、かかることも稀ですが、たとえば帰宅後、発熱や咳などの肺炎症状があればレジオネラ肺炎の可能性があります。温泉後1カ月以内に、定期受診以外でクリニックや病院で診察を受けることがあった場合には、的確な診断と治療のために、温泉に行ったことを医師に伝えましょう。

『いい加減』に

温泉旅行は心身をリラックスさせ、のんびりした時間を過ごすことが鉄則です。あまりタイトなスケジュールとせず、いつも以上に、ゆっくりと丁寧に過ごすことが、温泉を楽しむ一番のコツではないでしょうか。

『いい加減』なときを過ごし、『いい加減』で温泉に入るようにしませんか。

4

食べすぎ飲みすぎによる、腹痛や二日酔いのときには…

消化器内科
吉川剛史

単なる飲みすぎではない二日酔い

旅に出ておいしい料理を食べながら飲むお酒は格別です。つい飲みすぎてしまうこともあるでしょう。ここでは旅先でのお酒の飲み方を解説します。ただし、持病のある方は主治医の意見に従ってください。

二日酔いの原因は単なる飲みすぎだと思っている方が多いようですが、それだけとはいえません。二日酔いの起こるメカニズムにはあらゆる要素が関係していますが、そのなかでも大きな原因となるのは、「アルコールの分解不良」と「アルコールによる脱水等の症状」の二つです。

飲めるか飲めないかは、遺伝子で決まる？

まず、「アルコールの分解不良」を説明します。

お酒の主成分はエタノールです。胃や腸から吸収されたエタノールは、主に肝臓でアルコールデヒドロゲナーゼ（ADH）という酵素により分解され、アセトアルデヒドに変化させます。アセトアルデヒドは毒性を持った物質で、アルデヒドデヒドロゲナーゼ（ALDH）により分解されます。

この分解がうまくいく人といかない人がおり、それはその人が持つALDHの遺伝子の型に大きく関係しています。

遺伝子は一対になっていますが、ALDHの遺伝子の、対になっているうちのひとつに変異がある方は、お酒を飲むとアセトアルデヒドが分解されにくく、これの毒性により、顔が赤くなったり、どきどきしたり、気分が悪くなったりします。

もちろん、体の中のしくみは複雑で他の要素も働きますから、この酵素だけでお酒に強いか弱いかがすべて決まるわけではありません。ですが、少しのお酒でも真っ赤になったり、気分が悪くなる人は、体内にアセトアルデヒドがたまりやすいので、お酒はなるべく控えめにしてください。

ちなみに、ＡＬＤＨの対になっている遺伝子の両方に変異がある方はまったくお酒が飲めません。

このようにお酒の分解には個人差があり、朝になっても分解しきれないアセトアルデヒドが、二日酔いのひとつの原因になります。まずは自分の肝臓の能力を知ることです。能力以上のアルコールの摂取を控えましょう。

飲みすぎて脱水症状？

二日酔いを起こすもうひとつの要素が、「アルコールによる脱水等の症状」です。代表的な症状は、脱水症状と胃腸の症状です。

脱水症状

アルコールには利尿作用があります。お酒を飲んでいることは、水分を取っていることにはなりません。飲んでいる以上に、尿として水分が出てしまっていることが多く、脱水症状を引き起こします。

胃腸の症状

アルコールは胃酸分泌を促進します。過度な刺激は、胃の中を胃酸過多にしてしまい、吐き気や胃痛などの原因になります。

アルコールと水を交互に飲む

このように、さまざまな要素が二日酔いを作り出しているのです。逆をいえば、これらの要素を予防する対処さえすれば、少々飲みすぎても二日酔いにはならないともいえます。上手にお酒と付き合いましょう。

二日酔い対策は複数ありますが、最も手軽な方法は、水を飲むことです。アルコールと水を交互に飲むようにするだけです。皆さんが普段よく行っているのは「二日酔いになったら水を飲む」や「吐いてしまったら水を飲む」といったことでしょう。

水分補給は確かに対処法としても有効です。しかし、飲んでいるときにしっかり水分補給をしていれば、そもそも悪酔いも二日酔いも未然に防ぐことができる可能性が高いのです。

空腹で飲まない、一気飲みをしない、飲みすぎないといったことももちろん心がけるべきですが、ぜひ水分摂取も試みてください。それだけで、よりお酒を楽しむことができることでしょう。

食事の直後は横にならないほうがいい

次に食べすぎの話です。旅行中の食べすぎによる腹痛は困ります。ひとつ腹痛といってもさまざまな原因があるので、ここでは食べすぎに関連するような、腹

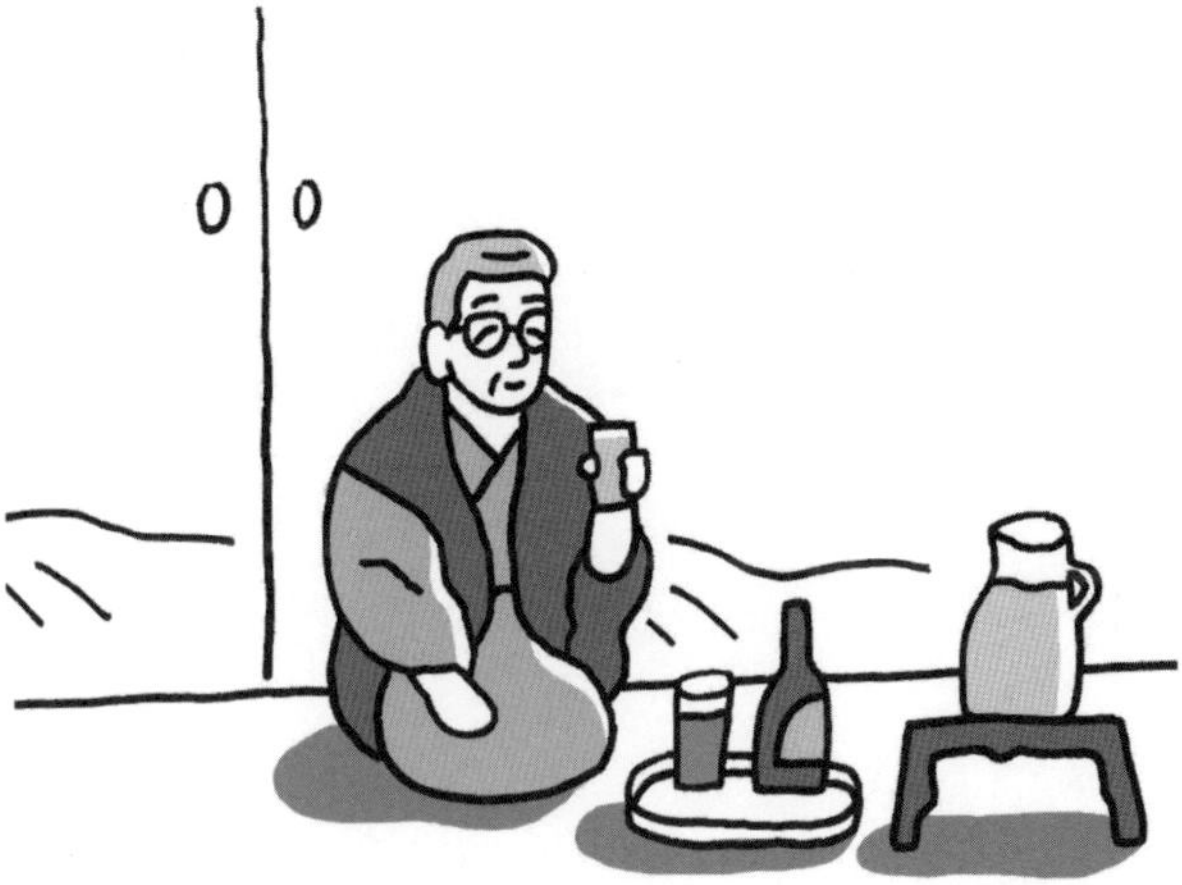

痛について簡単に述べます。

単なる胃の膨満感による症状であれば経過観察でよいですが、胃腸炎、逆流性食道炎、虫垂炎、胆石症、胃十二指腸潰瘍、膵炎などの場合、専門的な治療が必要になります。とくに強い腹痛の場合には、すぐに医療機関にかかったほうがいいでしょう。

胃の膨満感による症状の場合、食事を取ってから1時間以上経過しているときは、右側を下にして横になると、胃の内容物が腸に流れやすくなるので、症状が落ち着く場合があります。

しかし、食事の直後は横になってしま

うと胃酸が食道に逆流しやすく、逆流性食道炎などになる危険性も高まるため控えましょう。

胃腸炎による嘔吐・下痢についてですが、軽症の場合には水分をしっかり取り安静にして、食事摂取ができるのであれば消化のいいものを食べましょう。安易に下痢止めを使うと悪化することがあるため、自己判断で飲むのはやめましょう。整腸剤を飲む程度であれば、問題ない場合が多いです。水分摂取も難しい場合は、医療機関にかかり点滴を受けたり、必要に応じて抗生剤の処方等をしてもらうことになります。

普段から胃痛が出やすい人は、自分の症状にあった胃薬を常備しておくとよいでしょう。

アニサキスによって起こる胃痛、腸閉塞

最近よく耳にするアニサキス症についても説明しておきます。

アニサキスは、ヒラメ、サバ、イカ、サンマ、アジ、ブリ、タイ、ニシン、サ

ケなどに寄生しており、アレルギーがある方の胃腸にかみついた場合に発症します。胃にかみついた場合は胃粘膜の浮腫による胃痛、腸にかみついた場合は小腸粘膜の浮腫による腸閉塞になります。

24時間以上の冷凍や加熱でアニサキスは死にますが、旅行中は新鮮な刺し身を食べる機会が多いので、注意が必要です。また、酢でしめるだけではアニサキスは生きています。

腸閉塞の場合は食事を止めなければいけないため入院する必要があり、胃の場合は内視鏡で摘出しなくてはならないので、医療機関にかかる必要があります。また、一度でもアニサキス症を発症した方は、再発のリスクが非常に高いので注意しましょう。

先ほども書きましたが、素人判断は危険ですので、強い腹痛の場合にはすぐに医療機関にかかりましょう。

5

急な発熱、頭痛のとき、どうしたら？

総合診療科
米永一理

頭が痛くなったけど…旅は続けていいの？

せっかくの旅行で、思わぬ発熱や頭痛があると嫌なものです。旅先はかかりつけ医が近くになく、また病院受診もしづらいところに宿があるなど、このまま旅を続けていいのか、それとも病院に行ったほうがいいのか悩まれることもあるかと思います。

今回は、急な発熱や頭痛のときの対応法に関し、とくに重要な疾患を例にまとめます。

急な「発熱」があったとき、その原因は…

急な発熱となる可能性として頻度が多い疾患は、①インフルエンザ、②急性腎盂腎炎《じんうじんえん》、③蜂窩織炎《ほうかしきえん》、④化膿性胆管炎、⑤急性前立腺炎などがあります。このうち①～③に関して解説します。

①インフルエンザ

インフルエンザは、冬から春先にかけて流行しますが、流行期間以外にも発症する場合があります。インフルエンザは薬もあり、早めの診断が重要となります。しかしながら、発熱後12～24時間経過しないとインフルエンザの検査キットは陽性にならないことがあり、発熱後あまり早すぎる検査は正確ではありません。インフルエンザとわかったら、まわりの人に感染しやすいため、旅先では出歩かず、他の方に広めないようにしましょう。

なお、インフルエンザは予防接種をしていても、かかることがあります。また同じシーズンで2回かかることもあります。インフルエンザにできるだけかからないようにするためには、日頃から感染対策を習慣づけておくとよいでしょう。

② 急性腎盂腎炎

腎盂腎炎の原因として多いのが尿路からの感染です。尿道炎や膀胱炎がひどくなった状態であることが多いです。旅行先では、水分摂取の不足や長時間排尿を我慢することなどにより起こることがあります。

40度前後の高熱が突如として出て、腎臓のある付近の背部痛を訴えることが多いです。腎臓は濾過器の役割などがあり、体の中でも重要な臓器であるため、入院加療が必要となることが多いです。急性腎盂腎炎にならないようにするために、旅行中も、適度な水分摂取とトイレに行くことを心がけましょう。

③ 蜂窩織炎

蜂窩織炎は、皮下組織などに細菌が感染することで起こり、体のどの部位でも起こる可能性があります。細菌は直接的な傷からだけでなく、たとえば口の中の菌が血液に乗り、足に運ばれてそこで増殖してしまい起こることもあります。そのままにしておくと、急速に菌が広がることがあり、的確な抗菌薬治療が必要となるため、状況に応じて入院加療がすすめられます。

旅行先で蜂窩織炎にならないためには、皮下組織に菌を入れないことが重要となります。常に口をきれいにするとともに、ハイキングなどをするときはけがをしにくい服装を心がけましょう。

その他、稀ではあるものの、生命に関わる発熱する病気として、①感染性心内膜炎、②急性ウイルス肝炎、③心筋炎・心外膜炎などがあります。これらは疑わないと診断がつきませんが、いずれも菌やウイルスに感染しないようにすることが重要であり、日頃からの感染対策をしっかりと行うようにしましょう。

急な「頭痛」があったとき、その原因は…

急な頭痛となる可能性として頻度が多い疾患は、①風邪、②片頭痛・緊張性頭痛・群発頭痛、③神経痛（三叉神経痛など）、④副鼻腔性頭痛、⑤うつ病などがあります。

ただしこれらは多くの場合、緊急性はなく、旅先では頭痛薬などによる対処療法を行い、帰宅後にかかりつけ医で相談することで事足りることが多いかと思います。

一方で、頻度が低いものの注意したい疾患として、①脳出血・くも膜下出血・動脈解離、②緑内障発作、③頭部外傷、④髄膜炎・脳炎、⑤帯状疱疹などがあります。

いずれも緊急を要する疾患ですが、このうち①～③に関し解説します。

①脳出血・くも膜下出血・動脈解離

脳出血は、脳の中の血管が破れて脳の中で出血すること。くも膜下出血は、脳の表面の血管で動脈瘤となったものが破れて出血し、脳を圧迫すること。動脈解離は、動脈の血管の壁が割けることで血流不全になることです。

たとえば、くも膜下出血を起こすと、突然今まで経験したことがないような痛みを感じ、よくバットで殴られたような頭痛と表現されます。しかし、これは必ずしも当てはまらず、とくに高齢者では、いつもの頭痛となんか違う程度でも、調べてみるとくも膜下出血であったということがあります。

よって、いつもより激しい頭痛が突然起こったときは、病院受診をためらわず考慮しましょう。脳出血・くも膜下出血・動脈解離のいずれも、発症時は高血圧となっているこ

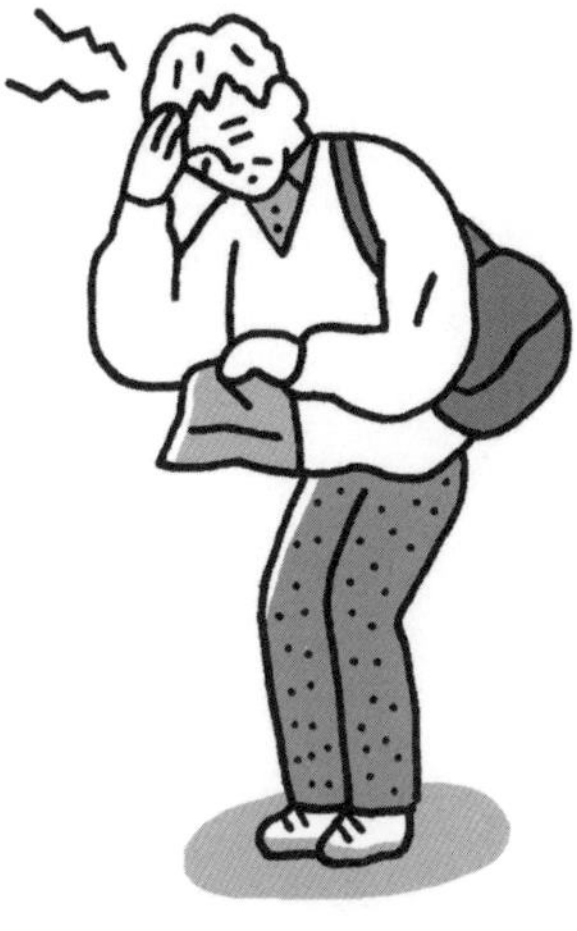

とが多く、これらが疑われる場合は、無理にゆすったり、声をかけたりせず、静かに救急病院に搬送することが重要となります。刺激を加えると血圧が上がり、ますます出血や解離がひどくなるからです。

② 緑内障発作

緑内障は、視神経と視野に特徴的変化を有する病気で、通常は、房水という目の中の水の流れが悪くなることで起こります。房水の流れが急に悪くなると、急激に眼圧が上昇し、眼痛・充血・目のかすみに加えて、頭痛や吐き気を自覚するようになります。これが緑内障発作です。

緑内障は、一度症状が進行すると元には戻らない特徴があり、日本における失明の原因の第1位です。よって、眼痛と頭痛があれば緑内障発作も疑い、速やかに眼科のある救急病院で診療を受けましょう。

③ 頭部外傷(血腫)

旅行中は普段と違う生活であり、転倒してしまうこともあります。頭部を強くぶつけた場合には、たん瘤だけと思っていても、頭蓋内出血(急性硬膜下血腫、急性硬膜外血腫)や、骨折をしていることがあります。

とくに高齢の方は、血液をサラサラにする薬を飲んでいたり、脳萎縮などで血管が引っ張られやすかったりするため、出血しやすい傾向にあります。また出血は、転倒直後だけでなく、時間が経ってじわじわと染み出てくることもあります。場合によっては転倒後1カ月ほど経って、血腫がたまってくることもあります(慢性硬膜下血腫)。

よって、強い頭痛を伴うような頭部外傷では、手足が動かしにくくないか、しびれや麻痺が出ていないかを確認し、ぶつけたところ以外の症状が何かあるようであれば、速やかに病院受診をしましょう。

なお、たん瘤はぶつけて2~3日目が一番腫れるのが一般的です。また腫れや、青たんはひくまでに1~2カ月かかります。

救急病院であっても診療は日中に

多くの人は、旅行中に急な発熱や頭痛があっても、救急車を呼ぶほどではない場合、日中はなんとかスケジュールをこなすことを優先し、様子を見る傾向にあるようです。

しかし、病院は救急病院であっても、夜間・休日は最低限の検査しかできず、人員も十分でないところがほとんどです。よって、よりよい診断・治療を受けるためにも、日中に受診されることをおすすめします。

なお、受診の際は、どこの病院であっても、よりスムーズに診察を受けるため、あらかじめ連絡をしたほうがよいでしょう。

6 脳卒中にもいろいろ。その原因は？ 予防は？

脳神経内科
氷室圭一

軽度と重度の脳梗塞があるのはなぜ？

国民的スターである野球の長嶋茂雄さん、歌手の西城秀樹さん、同じく歌手のMr.Children《ミスターチルドレン》の桜井和寿さん、サッカー界でもラモス瑠偉さんやオシム元監督など、脳卒中で最も多くの割合を占める「脳梗塞」を公表している有名人も多くいます。

しかしながら脳梗塞を発症しても、元気に仕事を続けている方もいれば、不幸にも命を落としたり、重度の後遺障害を残してしまう方もいます。なぜでしょうか？

まずは脳卒中を正しく理解し、正しく予防してもらうためにも、少しかたい話もありますが、お付き合いください。

脳梗塞・脳出血・くも膜下出血をまとめて「脳卒中」

脳は、他の臓器と同じく、動脈から酸素や糖分といった栄養をもらって活動し、老廃物の二酸化炭素を静脈に送り出して肺から体外に排出します。つまり、脳がピンチに陥るのは、脳に血液が供給されなくなったとき、動脈の中に酸素や糖分が少なくなったとき、ということになります。

脳は、人体のエネルギー源であるブドウ糖・脂肪酸・アミノ酸のうち、ブドウ糖のみを燃料にしていて、かつ体内でブドウ糖を最も消費する臓器です。低血糖、低酸素状態になると脳の活動は低下し、重篤になると意識障害が起きたりします。

脳卒中というのは、突然脳の一部に血液が供給されなくなり、脳へのブドウ糖や酸素の供給が滞ることで脳が機能不全になってしまう状態です。

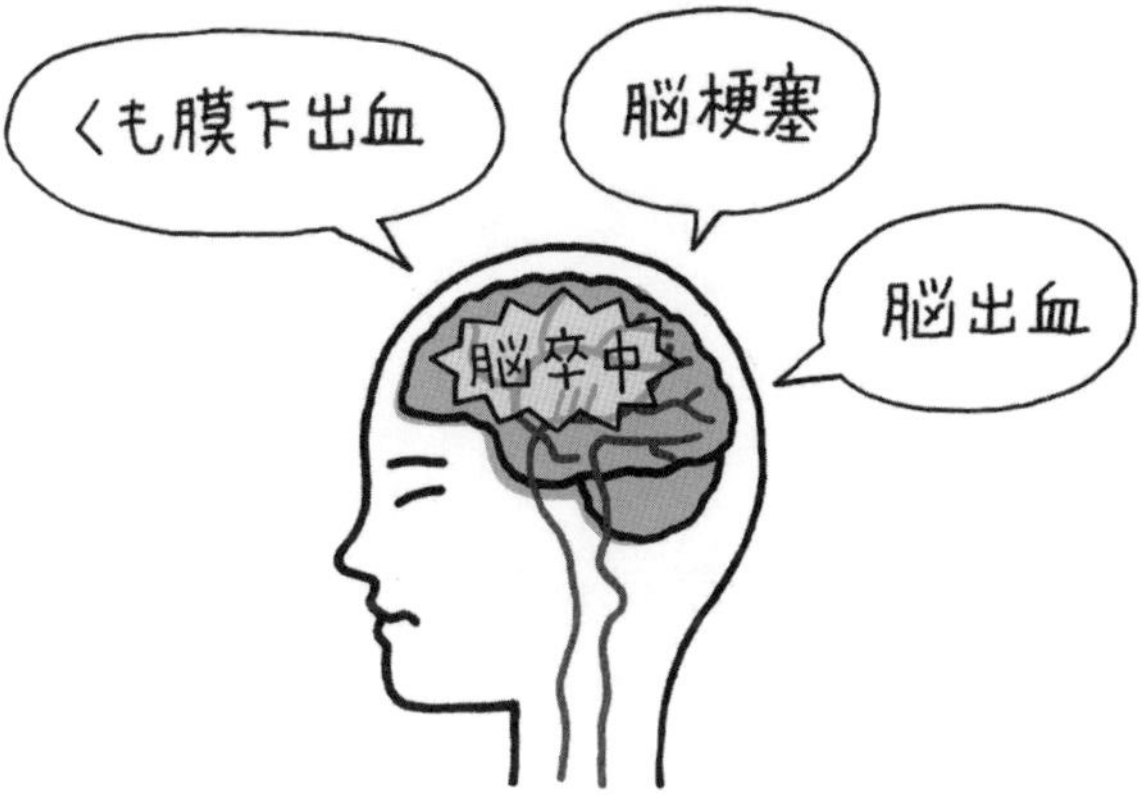

もともと脳卒中という言葉は、突然意識を失ってバターンと倒れてしまうことを指していたのですが、今では脳梗塞、脳出血（脳内出血）、くも膜下出血をまとめて指す用語となっています。脳血管障害と呼ぶこともあります。

脳卒中は脳細胞減少を加速する

脳や脊髄、末梢神経といった神経系は、生まれつきほぼ完成している臓器です。爪や皮膚、髪の毛等と異なって極めて再生力に乏しく、20歳を過ぎると細胞数は減少傾向になり、60歳くらいからはその減り方が大きくなる傾向にあります。

脳卒中になってしまうと、ただでさえ再生力に乏しい脳細胞の加速度的な減少をもたらすことになりますので、脳卒中を予防する意義は大きいのです。

脳梗塞、脳出血、くも膜下出血を説明すると…

脳梗塞は、脳に血液を供給する動脈のどこかが詰まり、その先の脳組織が壊死してしまうことです。

脳出血は、脳内の動脈が破けて出血し、血腫という血の塊が周囲の脳細胞を圧迫して壊死させる病気です。

くも膜下出血は、脳に栄養を供する頭蓋骨内の血管が、脳に入りこむ前の場所で破けてしまい、頭蓋骨の中で大量出血を起こしてしまう病気です。通常の動脈は筋肉で覆われているのでなかなか破けないものですが、動脈瘤というコブがあると出血源になりやすいといわれています。

くも膜下出血では、破けた血管がその先の脳に血液を供給できなくなることに加えて、脳と頭蓋骨の隙間の部分に溢れ出た血液が、脳脊髄液という脳や脊髄が浸っている液体内に溢れ出し、固まってしまいます。

これによって、脳脊髄液や脳動静脈の循環が急速に悪くなり、脳内の圧がパンパンに高くなり、ハンマーで頭を殴られたような頭痛と急速な意識障害を来し、生命を脅かします。運よく途中で出血が止まり、頭痛が軽くて済むケースもありますが、そのまま放っておくと数日後に再破裂というケースもあります。

脳卒中になるとどんな症状に？

前述のように、くも膜下出血は突然の強い頭痛とそれに続く意識障害です。脳出血や脳梗塞では、突然片側の手足が動かしにくくなったり、頭痛が起きたり、視野が狭くなったり、ろれつが回りにくくなったり、言葉が出てこなくなったりします。突然といっても寝ている間に発症すれば、朝起きたときに気がつきます。

脳出血や脳梗塞では、頭痛や体の痛みが初発症状になることは少ないです。したがって「突然力の入りにくさが右半身か左半身に出てきたり、言葉が出てこなくなったり」したら、脳出血や脳梗塞、「突然の割れんばかりの頭痛」なら、くも膜下出血を疑ってください。

私の外来では、よく患者さんに「脳卒中の前兆」はどんな感じですかと問われますが、原則的に脳卒中に前兆はありません。

一過性脳虚血発作という、いったん脳血管が詰まって脳梗塞を発症したものの、運よく再開通して症状が消失するという病気は前兆に近いかもしれませんが、これは前兆ではなく、あくまで脳梗塞が起きていた状態と考えてください。

かくれ脳梗塞にも要注意

個々の脳細胞は、血液が来れば100%の力を発揮しますが、血液が来ない状態が10分以上続くと、壊死し始めます。冒頭での重篤な患者さんと軽い患者さんがなぜいるのかという疑問への回答は、障害が起きた場所、大きさ、治療開始までの時間によって異なるから、というわけです。

脳から筋肉へと運動を伝える神経線維は、線路のように束になってになって脳内を下行していきますが、小さな脳卒中によって部分的に障害されるような場合は、軽い麻痺で済むことが多く、機能回復も期待できます。しかし完全に線路を分断するような広い病変では、重度麻痺や完全麻痺になり、機能回復も難しくなります。

また、最近「かくれ脳梗塞」という言葉を耳にすることがあるかと思いますが、これは自覚症状のない脳梗塞のことをいいます。人間の大脳は実に90％以上の部分で、障害を受けても自覚症状が出ないといわれています。

「右利きの人なら、左大脳は言語や論理的思考を、右大脳は感情を支配する」といわれますが、右大脳に脳梗塞が起きても症状が自覚できないことは十分ありえます。ただし、妙に落ち込みやすくなったとか、怒りっぽくなったとか、目に見えない変化が起きている可能性はあるのです。

ＭＲＩ検査をしてみると、小さい脳梗塞が大脳に多発しているのに自覚症状は今までまったくなかった、ということがしばしばあります。それに比べて脳幹部では狭いスペースに重要な神経線維の伝達経路が入り組んでいるため、脳卒中の症状は顕在化しやすく、かつ重篤になりやすいのです。

脳梗塞に間違われやすい症状

脳梗塞と勘違いされるのは、脳貧血とも呼ばれる、起立性低血圧症です。季節を問わずエアコンの下で過ごすことが多くなっていますが、エアコンが効いた室内で洗濯物がよく乾くことと同様に、約60％が水分でできている人体もよく渇きます。適切な水分摂取をしないで脱水が進むと、循環する血液量が減ってしまいます。

人間が起きあがっているとき、つまり座るか立っているかをしているときは、心臓より頭が上に位置するため、心拍動は強くなります。逆に横になっているときは心拍動が弱くなります。これらは人間の自律神経という調節系が、勝手に自動調節しています。

ただ、脱水が進んで循環血流量が減りすぎると、立ったときに血圧を上げようとしても、肝心な血液量が足りず、脳に血液を送り込めなくなります。そうすると、突然フラッとなったり、倒れたり、めまいがしたり、けいれんしたり、両手がしびれたりという症状が出現します。

これらはしゃがんだり横になって水分補給をすると、脳血流が戻ることで症状が改善します。ただ、脱水が高度の場合にはなかなか調子が戻らないため、脳卒中や一過性脳虚血発作との区別が医師でも困難な場合があります。

飲酒も同様に、血管内の水分が血管外に漏れやすくなり、またアルコールの利尿作用で循環血液量が減少し、脳貧血の要因となります。運動後などでたくさん汗をかいた後のビールはおいしいですが、脱水症が悪化する危険がありますので、ソフトドリンクもあわせて摂取するのが大切です。

脳卒中の治療

脳卒中になった場合、病院ではどんな治療を受けるのでしょうか。

脳梗塞の治療は、超急性期には血栓を溶かす薬剤を点滴しますが、投与は発症から4時間半以内に限定されています。

施設によって、血管に直接カテーテルという管を入れて閉塞部まで到達させ、血栓を回収したり、カテーテルの先端から血栓溶解薬を注入するという治療を行うことがあります。

しかし、脳梗塞は発症してから時間が経過すると、細胞が炎症や浮腫を起こしますので、そこに再開通した血管から高圧の血液が流入すると、傷んだ部分から出血を起こしてしまいます。これは出血性梗塞と呼ばれ、単純な脳梗塞よりも一般的に重症になります。

したがって、これらの治療は発症間もないときに病院に来られた場合にのみ適応になります。発症して4時間半から48時間くらいで治療を開始する場合は、血液を固まりにくくする点滴で現状の脳梗塞を拡大させない、少しマイルドな治療が選択されます。

脳出血の治療では、血圧を下げ、止血剤を点滴します。血腫という血の塊が大きくなった場合には開頭血腫除去術という治療も検討されます。くも膜下出血の治療は、出血している血管を直接止血する治療が行われます。

脳卒中を予防するには？

脳卒中の予防では、普段から心がけておくことと、旅などの非日常で気をつけるべきことに大別されます。

くも膜下出血や脳出血は、高血圧が危険因子になります。普段の心がけとしては、健康診断などで高血圧を指摘されていれば、早めに血圧を下げる治療を受けておきましょう。脳ドックで、自分の脳血管に未破裂動脈瘤があるのかを調べてもらっても損はありません。旅先などでは、寒い季節に温泉に入るときなどは、脳卒中につながりかねない血圧の急変動が起こりやすいので、注意しましょう。

脳梗塞の場合は、その3大危険因子と呼ばれているのが生活習慣病である高血圧、糖尿病、高コレステロール血症です。これらは血管を狭窄させたり、プラークという脂カスを増やしたりすることが知られています。

近年では、医療機関で血管の硬さや、血管壁に付着したプラークを測定することができます。その結果、危険因子があれば、これ以上進まないように治療を行うことが大切です。

動悸などの症状がときどき出る方や、健康診断で不整脈と診断されている方は、心房細動が発生しているかもしれません。その場合には不整脈の治療や血栓予防薬がありますので、こちらも医療機関で診察を受けることをすすめます。

また、脳ドックでのＭＲＩ検査で、「かくれ脳梗塞」の有無や、脳血管の狭窄や閉塞などの加齢性動脈硬化の程度を知っておくことは、今後脳梗塞を起こしやすいかどうかの目安になります。「かくれ脳梗塞」が多ければ、医師から血栓を作りにくくする薬剤を処方されると思いますが、予防効果は非常に高いです。

一方、旅などでは普段より多い飲酒や、暑い中がんばって歩いて大量の汗をかくような脱水症状につながることが、多かれ少なかれ脳梗塞の発症率を高めていることを意識しましょう。体内から減った分の水分補給や塩分補給、飲酒の途中や飲酒後に水分摂取することを心がけてください。

治療は早いほどよい

旅先で脳梗塞になったと思ったら、救急車を呼ぶことをためらってはいけません。違っていたら恥ずかしい、人に迷惑をかけてしまうなどと躊躇しても、脳に障害を負ってしまったら、その後の人生において家族や仕事先により大きな迷惑をかけてしまうことになりますし、前述したように発症から早ければ早いほど、治療の選択肢が増えるのです。

海の向こうの米国では「TIME IS BRAIN」（「時は金なり「TIME IS MONEY」をもじって、脳卒中＝時間との闘い」）といわれる啓蒙活動が行われているほどです。それでは皆さん、よい旅を！

7

捻挫、打撲、骨折は、最初の処置が大切

整形外科
三浦俊樹

関節や骨が変形してしまうことも…

捻挫、打撲というと軽く考えがちですが、侮れないときがあります。

捻挫は、関節を安定させている靱帯の損傷ですから、関節部分が腫れて痛みます。靱帯が完全に切れてしまうような重度の捻挫では、関節が不安定になり変形してしまうこともあります。

打撲は、関節に限らずどこにでも起きますが、かかった力が強いと骨折することもあります。打撲だけだと思っていても、実は骨折していて、放っておくと最

初はずれていなかった骨が変形してくることもあります。

重度な骨折では、本来関節でない部分が変形しグラグラになり力が入らなくなります。股関節や膝、足首など下肢《かし》の骨折では、痛みのため歩けなくなります。

捻挫なのか骨折なのかをきちんと区別するには、X線検査が必要です。ただ、ある程度の推測は可能です。けがの頻度の高い足首を例にとると、内くるぶしや外くるぶし、あるいはそれより少し体に近い部分を押すと痛みがあり歩けない場合には骨折を、くるぶしの下の関節部分が腫れて痛み、何とか歩ける場合には捻挫が疑われます。

ちょっとしたことで骨折してしまう年代

中高年になると、高いところからの転落や交通事故のような激しいけがだけでなく、立った位置から転んだだけで骨折することが増えてきます。

このような骨粗鬆症がベースになって簡単な力で起こる骨折を、骨脆弱性《こつぜいじゃくせい》骨折といいます。手首（橈骨遠位端《とうこつえんいたん》骨折）、肩（上腕骨近位部骨折）、背骨（脊椎圧迫骨折）、股関節（大腿骨頸部《だいたいこつけいぶ》骨折・転子部《てんしぶ》骨折）が、骨脆弱性骨折をおこしやすい部位です。50歳代からは気をつけないといけません。

また、年代ごとにけがをしやすい部位が変わってきます。バランスを崩した際に手が出る50歳代では橈骨遠位端骨折が多いのですが、もう少し年齢が高くなると手が先に出ずに尻餅をつくように転倒するため、脊椎圧迫骨折や大腿骨近位部骨折が多くなってきます。

キーワードはＲＩＣＥ

捻挫や打撲、骨折にしても、けがの初期対応では四つの大事な項目があります。これらは英語の頭文字をとってＲＩＣＥといいます。けがの後、数日はＲＩＣＥを徹底します。

Ｒ：Ｒｅｓｔ（安静）

けがした部位を動かさないようにします。すぐに病院に行けない場合、段ボールなどを成形して患部に当て包帯を巻いて固定しておいてもよいでしょう。指のけがであれば隣の指と包帯で巻いておくとある程度の固定になります。

I：Icing（冷却）

けがした部位は腫れてきます。腫れが強いと皮膚に水疱（水ぶくれ）もできてしまいます。腫れを抑えるためはよく冷やすことが大切です。

ビニール袋に氷を入れ、タオルを巻いたうえで患部に当てたり、市販の冷却材を使います。凍傷にならないように皮膚に直接は氷を当てないようにしましょう。湿布もいいのですが、それほどは温度が下がりません。

C：Compression（圧迫）

厚手の包帯やサポーターを巻きます。圧迫の力は強ければいいというものではありません。強すぎると血流を阻害します。包帯には後で締まってくるものもあります。包帯を巻くときには引っ張らず転がすように、半分ずらしながら巻きます。

E：Elevation（高挙）

患部を心臓より高く挙げておくことが大事です。足をけがした場合には寝転がってクッションの上に足をのせておきましょう。手のけがの場合、胸の前で手を肩ぐらいまで挙げておきます。

三角巾の使用には注意が必要です。手をけがしたときには三角巾で吊るして安心してしまいがちですが、普通に吊ると患部が心臓よりも少し下がっているのでよいポジションではないからです。

すぐに病院に行かないといけないの?

骨折していた場合、すべての骨折で手術が必要なわけではありません。手術をするかギプス固定など手術をしないで治療するかは骨折の部位、ズレ(転位)の大きさ、安定性を考えて決まります。また、治療にはタイミングがあります。あまり放置していると手遅れになることもあります。

たとえば大腿骨近位部骨折では、ほとんどの場合に手術が行われます。また、合併症を少なくするためなるべく早めに手術を行います。橈骨遠位端骨折や足首の骨折などで手術が必要な場合には、腫れ具合も診ながら2週間くらいまでには行います。

旅先で手首や足首をけがしてすぐには病院にかかれない場合、自宅に戻ってからの治療でも時間的には可能ですが、早めに病院で診察を受けましょう。病院に行くまでに自分でできることとしてＲＩＣＥをしっかり行い、腫れをひかせておくことが大事です。

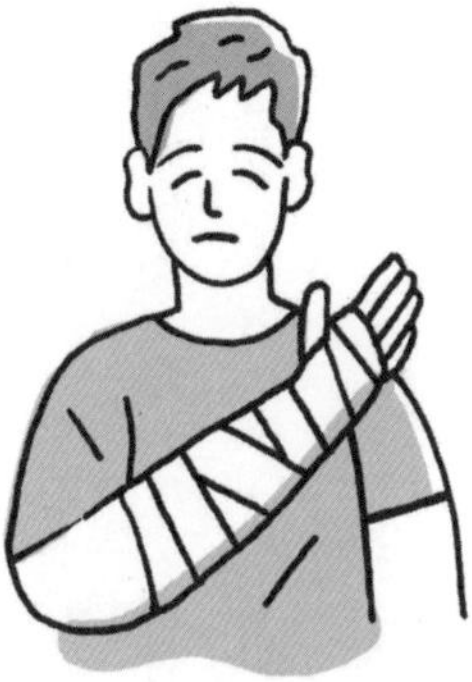

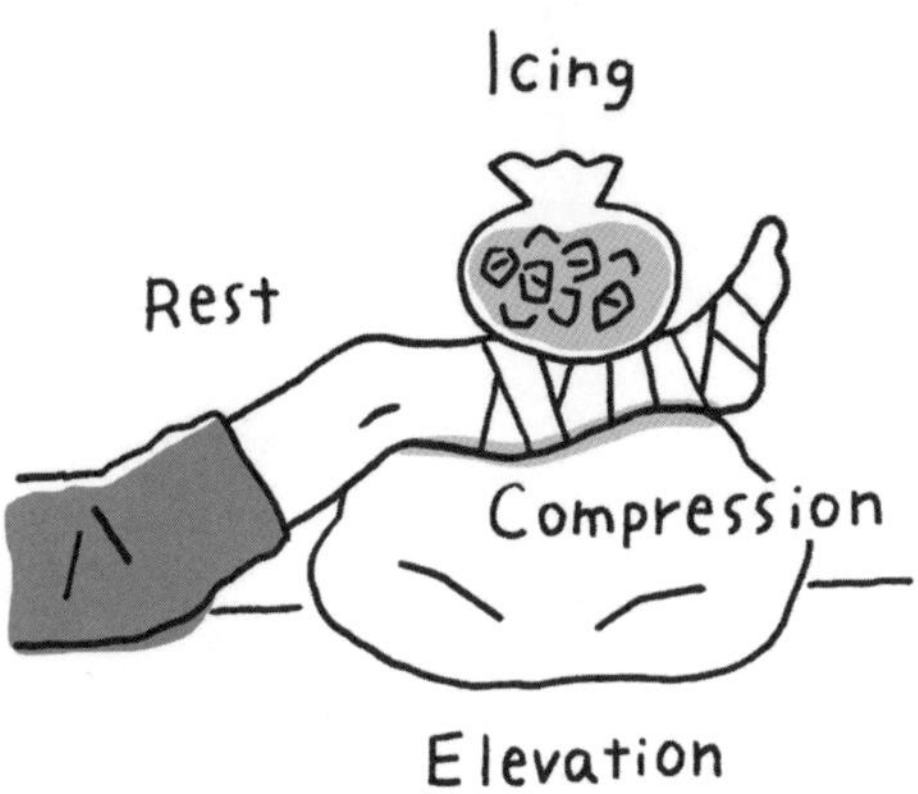

とくに注意したいけがは？

骨折のなかでも、とくに緊急で処置が必要なけがが、開放骨折です。開放骨折とは、皮膚の損傷を伴っている骨折です。折れた骨の断端が皮膚を突き破って生じます。たとえ皮膚に小さな穴が開いている程度でも、開放骨折の場合には骨折部とつながっているため、擦り傷と違っていつまでも出血が止まらなかったり、まわりを押すと血が飛び出たりします。

開放骨折では、適切に治療しないと細菌感染を起こして骨髄炎を生じ、重篤な経過になることがあります。受傷から6〜8時間（ゴールデンアワーと呼ばれます）以内に抗生物質の投与と洗浄手術が必要になります。出血が続く場合には自己判断せずに救急病院を受診するか救急車を呼びましょう。

8

日焼け、擦り傷、切り傷、じんましん、虫刺され…皮膚のトラブル

皮膚科
乗松雄大
大野祐樹

旅行のとき、皮膚において気をつけたいこと

人は旅行をすると普段とは違う環境におかれることになります。ときには皮膚に対して過度な刺激となってしまったり、普段と違う食べ物でアレルギー反応が出てしまうことがあるかもしれません。

この章では皮膚科の観点から、旅行の際に注意してもらいたい疾患について解説します。

日焼けで水ぶくれができたら病院へ！

太陽は常に私たちを照らしています。しかし、旅先として緯度の低い地域に行く場合や、海や山など長時間日光にさらされる環境に行く場合は注意が必要です。日焼けは、太陽の光に過度にあたることによって起こります。太陽光のなかでもＵＶＢ（中波長紫外線）が原因と考えられています。症状としては皮膚が赤くなり、半日～1日程度でピークに達して、数日で皮がむけて治っていきます。

多くの場合、皮膚に色が残ります。自然に軽快する場合もありますが、冷水などを使い、冷やすことも効果的です。なお、水疱（水ぶくれ）が生じている場合は重症の可能性がありますので、近隣の皮膚科受診をおすすめします。

予防としては、帽子の着用、日焼け止めの適切な使用、浜辺で長時間同じ姿勢でいない（寝ない!!）などが重要です。

擦り傷、切り傷の処置

見知らぬ場所を散策するのに夢中になって、ときには転んだりけがをしてしまうかもしれません。

擦り傷や切り傷を負ってしまった場合は、まずは清潔な水で洗いましょう。日本国内であれば水道水で十分ですが、海外の場合、水道水は必ずしも清潔ではないため注意しましょう。

昔は「つばをつけとけば治る」といわれていましたが、それは間違いです。つばには口腔内常在菌が含まれているため、感染のリスクとなります。しっかり洗いましょう。

深く切ってしまって血が出てきたときには、清潔なガーゼ（一時的なら乾いたティッシュも可）などで傷を覆ったうえで、5～10分程度傷を強く押さえましょう。血液サラサラの薬を飲んでいる方は、10～15分程度強く押さえましょう。

それでも血が止まらないときや、傷が大きくて自然に塞がりそうにないときには、血を止める処置や縫合処置が必要な場合があります。近隣の救急病院や外科系の病院で診察を受けてください。

予防としては、足元や身のまわりの確認をしっかりすることが大事です。

アレルギーによるじんましん、アナフィラキシー

旅先で、今までに食べたことのない食べ物を味わったり、見知らぬものに触れたりすることは、旅の醍醐味のひとつですが、不運にしてアレルギー反応が出てしまうことがあります。

じんましんは、食べ物やなんらかの環境刺激、精神的ストレスのほか、さまざまな原因によって、皮膚の中にある肥満細胞という細胞から化学物質が放出され

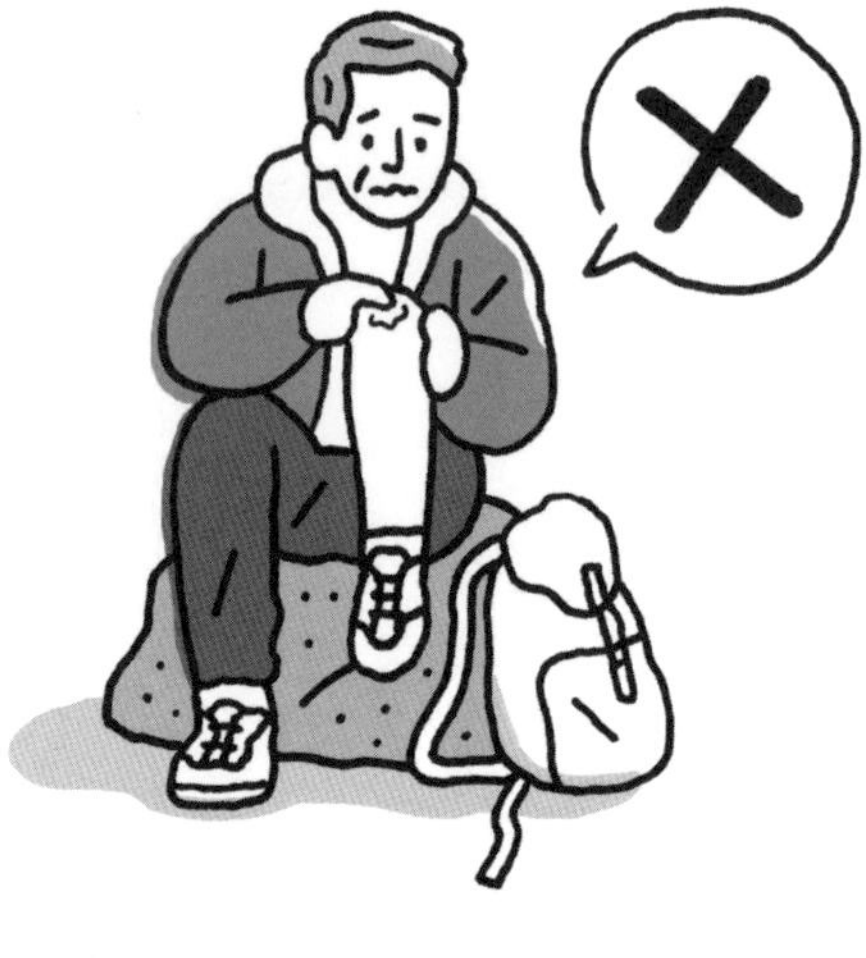

ることにより、表皮の下にある真皮《しんぴ》に、浮腫を形成することによって生じます。全身のどこにでも生じる可能性があります。症状としては、かゆみを伴う赤みが皮膚に生じ、ときに皮膚が盛り上がるようになることもあります。治療としては抗ヒスタミン薬の内服が考慮され、重症の場合、点滴治療も必要となりますので、必ず医療機関で診察を受けましょう。

また一部の方は、下痢を伴ったり、呼吸状態が悪化したり血圧が下がったりするなど、アナフィラキシーと呼ばれる状態へ移行することもあります。皮膚の症状以外にも気になる症状があれば医師へ伝えてください。

治療後改善傾向となり、数週間から数カ月で軽快する場合が多いですが、一部の方は慢性じんましんとなってしまい、継続的な治療が必要となる場合もあります。

虫刺されで注意したいアナフィラキシーショック

自然豊かな環境は心を豊かにしてくれますが、虫刺されには注意が必要です。

いわゆる虫刺されは蚊やブヨなどに刺された後、体内に残った昆虫由来の物質に対するアレルギー反応として生じる赤みおよびかゆみのことを指します。

刺された直後から生じるパターンと、刺されてから1〜2日後に生じるパターンがあります。多くの場合は、ステロイドの軟膏剤塗布や抗ヒスタミン薬内服などによって軽快します。

ハチ刺傷の場合はアナフィラキシーショックを起こす場合があり、日本でも年間30〜40人が死亡するといわれています。過去にハチに刺されたことのある方は発症しやすいので、注意してください。

アナフィラキシーショックを起こした場合、初期治療としてエピペンという薬を自分で筋肉注射することにより治療を行います。以前症状を起こしたことがある方や、可能性のある方は医療機関を受診し検査を受けましょう。

毛虫に刺された場合は水で洗い流すか、テープなどで毛を除去し、皮膚症状が出現した際は医療機関で診察を受けましょう。

海外旅行を検討している方は、その地域で流行している感染症情報もチェックしましょう。厚生労働省検疫所（FORTH）（注）のサイトにアクセスすると渡航先を選択する画面があります。旅行予定の地域・国を選択してください。注意したい病気や渡航前に受けておきたい予防接種、その地域・国に関する医療などの情報が載っています。

気になる症状は医療機関へすぐ相談

旅行先で遭遇する機会が多い皮膚疾患について解説しました。上記の疾患はもちろん、それ以外の気になる症状が出た場合も治療が必要な場合がありますので、まずは近隣の医療機関へ連絡してみてください。楽しい旅になることを祈っています。

注　https://www.forth.go.jp/

9

急に痛み出した歯。応急処置は？

歯科口腔外科
田賀 仁

まずは原因究明！

旅先で口の中に痛みを覚えた場合、まず、痛みの原因を確認することが大切です。原因別の対応方法を一緒に考えましょう。

虫歯の痛み…歯髄炎《しずいえん》

冷たい、熱い飲み物や食事で痛みが強くなる場合には、虫歯や歯のヒビなどによる、歯の中を通る神経による痛み（歯髄炎）である可能性があります。

ご自身での応急的な処置は難しく、市販の鎮痛剤（内服薬）や歯痛薬（貼付薬）で対応しましょう。場合によっては、冷たい物や熱い物を口に含むと、症状が軽くなる場合があります。休日でも、旅行先の地区の役所や歯科医師会に問い合わせれば、当番の診療所を紹介してもらえます。

歯茎に原因が…歯肉炎・歯周炎

鈍い痛みや歯茎に腫れがある場合は、歯周炎である可能性があります。まず、歯間ブラシ、デンタルフロス、歯ブラシで歯磨きを十分に行ってください。その際、歯茎より出血する場合がありますが、出血することで症状が軽減する場合も多くあります。多少の出血は恐れずに丁寧にブラッシングしてください。

歯の根の先が炎症…根尖性《こんせんせい》歯周炎

噛むと鈍く痛む場合、神経を失った歯の根の先に感染が及び、炎症している可能性があります。

噛む力によって炎症は拡大します。睡眠中は、食事中より強い力で食いしばる時間帯があります。痛む歯の反対側の歯で清潔なガーゼ等を噛み、強く食いしばっても痛む歯が噛み合わないようにして睡眠をとると、痛みが少なくなる可能性があります。

歯が原因の蓄膿症…歯性上顎洞炎《しせいじょうがくどうえん》

上顎の奥歯の根のまわりに膿がたまっていると、副鼻腔である上顎洞に炎症が波及し、蓄膿症になる場合があります。

飛行機に搭乗中は気圧が約20％低下するといわれており、気圧変化などで症状がさらに悪くなります。抗生物質の内服により、ある程度改善する場合があります。

気圧変化で痛みが増す

気圧変化によって虫歯の痛みがさらに増す場合があります。

宇宙ステーション・ミールに搭乗した宇宙飛行士は、宇宙での気圧変化により生じた虫歯の痛みに我慢できず、自分自身で虫歯を10本以上も抜いたといわれています。反対に、スキューバダイビング等で気圧が上昇した場合にも痛みが増す場合があります。

血行の上昇による痛み

運動や入浴により、血行がよくなることで痛みが増す場合があります。

せっかくの旅行で歩けなかったり、温泉を楽しめなかったりしては台なしです。どうぞ、日頃より口の健康管理に努めてください。

口腔ケアの難しさによる痛み

旅先では、ブラッシングやデンタルフロス、歯間ブラシ等の清掃用具が限られていたり、十分なブラッシングの時間が取れなかったり、旅館やホテルのアメニティとして備えられている歯ブラシを使用することなどで、通常よりブラッシン

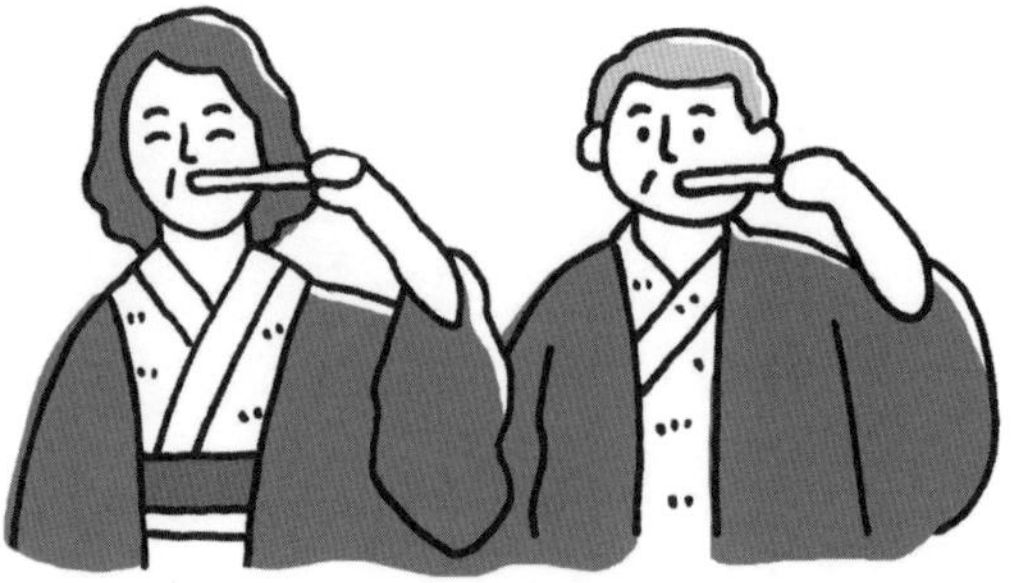

グが不十分になりやすい点に注意してください。
通常の歯ブラシや歯間ブラシを持参して行かれることをおすすめします。
また、外出の多い旅先では、歯磨きにかける時間が短くなりがちです。歯磨きができない場合には、キシリトールなどのチューイングガムを噛むことで唾液を多く流出させ、口の中を清潔に保つようにするとよいでしょう。

入れ歯による痛み

部分義歯のバネが折れた場合や、樹脂が割れてしまうと、安定性を失うことで傷ができ、痛みを生じます。市販の義歯安定剤を使用するとよいでしょう。
ご自身で瞬間接着剤を用いて修理を試みると、ずれた位置に固定されてしまう場合がありますのでご注意ください。

旅の前に歯医者さんに行っておくと安心

旅行中は長時間の移動や時差などにより、睡眠時間が少なくなる等で免疫力が落ち、口の中の痛みも増幅しやすくなります。旅行に出かける前には、かかりつけの歯科医院へ行き、チェックを受けることをおすすめします。

また海外では、健康保険制度が適応されず、医療費が高くなる場合が多いです。旅行保険に加入し、歯の治療費について適用されるか、特約の必要の有無について確認されるのもよいでしょう。それでは皆さん、よい旅を!

10

快適な見え方のための、めがね、コンタクトレンズ、点眼薬のあれこれ

眼科
嘉村由美

目に関しても荷物リストに入れておく

旅行へ出発する日が近づいてくると、旅行に持っていく荷物の準備も楽しく、ウキウキ気分になります。皆さんは、荷造りはどのようにしているでしょうか？　かばんに思いつくままに荷物を入れていく方、綿密に荷物のリストを作成しておいてそれに従って荷造りする方、さまざまだと思います。

目に関しては、旅先で困らないように、めがね、コンタクトレンズ、点眼薬の三つについて、ご自身でリストを作っておくと安心です。

薄型の拡大ルーペも便利

目に関して旅行の荷物に欠かせないものとしては、まず、めがねが挙げられます。普段からめがねをかけている方は忘れることはないと思いますが、近くを見るときだけめがねをかけている方は忘れないようにしましょう。旅先でパンフレットの文字やレストランのメニューが見えないと困ります。

ただし、いちいち老眼鏡をかけるのが面倒だと思う方は、小さな薄型の拡大ルーペをポケットに入れておくのもよいと思います。小さな文字を読むときだけでなく、花や苔などを観察するときにも物の大きさが拡大され、見やすく便利です。

コンタクトレンズは普段と同じように

次に、コンタクトレンズの方は、コンタクトレンズをはずしたときにかけるめがねを必ず持参しましょう。旅先でゴミが目に入ってごろごろするようなときには、迷わずにコンタクトレンズをはずしてめがねにしましょう。

ごろごろしているのを我慢してコンタクトレンズを装用していると、角膜に傷がついて夜中に痛くなったりすることがあり、せっかくの旅先でつらい思いをすることになりかねません。翌朝になってもごろごろ感が続いたり充血している場合には、コンタクトレンズは絶対に装用しないでめがねを使用してください。また、「たった一晩だから…」とコンタクトレンズを入れたまま就寝することのないように、普段と同じようにお使いください。

2週間交換タイプのコンタクトレンズあるいはハードコンタクトレンズを使っている方は、旅行中に必要な量の保存液と保存ケースもお忘れなく荷物に入れましょう。また、頻回交換タイプのコンタクトレンズを使っている方は、旅行日数分よりも多めに予備のコンタクトレンズを持参し、コンタクトレンズが汚れたり傷がついている場合には新しいコンタクトレンズを使用しましょう。

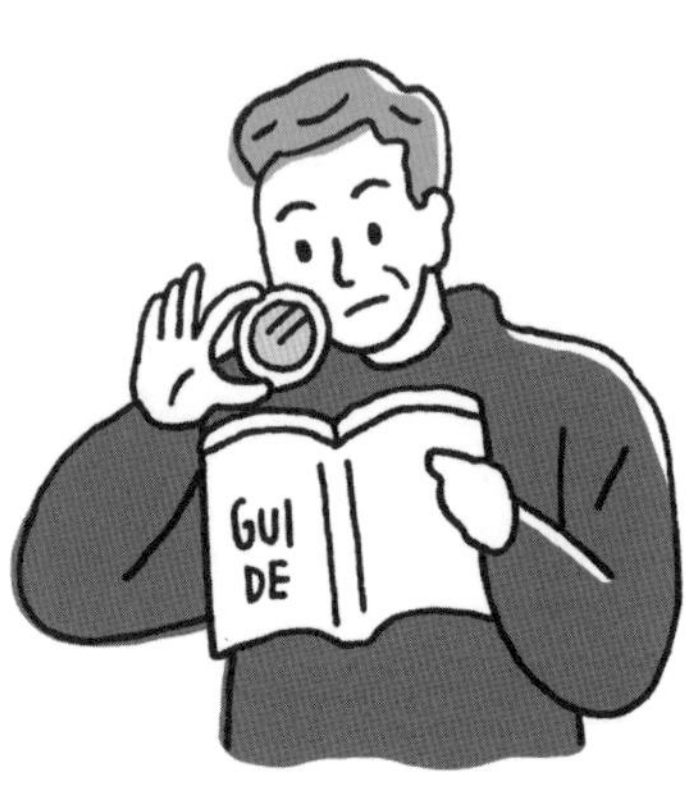

点眼薬によって保存法もいろいろ

三つ目に、眼科に通院中の方で一番心配なことは、点眼薬をどのように持ち歩いたらよいかだと思います。

とくに白内障手術後や緑内障などで通院している方は、忘れずに必ず点眼するように担当医から指示されていると思いますので、旅行に点眼薬を持参してください。眼精疲労や白内障進行予防の点眼薬などは、必ず点眼しなくてはならない薬ではありませんので、旅行中はお休みしてもよいと思います。

点眼薬のなかには冷所保存あるいは遮光保存と書いてあるものがあり、旅行のときにどのように持ち歩いたらよいか困ってしまうことがあります。

日本薬局方（国が定めた医薬品の規格基準書）での温度の定義は、室温保存は1～30度、冷所保存は1～15度です。点眼薬によってはメーカーにより2～8度での保存を指定されているものもあります。

点眼薬を高温または低温で放置した場合は

点眼薬を高温の環境に長い時間置いた場合には、有効成分が分解したり変質したり、点眼薬の中の水分が容器を透過してしまうことで成分が濃縮されて濃度が高くなることがあります。これを避けるためには、真夏の車の中や直射日光が当たる場所、あるいは暖房器具の近くに長い時間放置しないように注意しましょう。

一方で、点眼薬を低温の環境に長い時間置いたり凍結させた場合には、有効成分が固形化してしまうことがあり、その場合には室温に戻しても再び溶解しないこともあります。したがって、冷所保存の点眼薬は冷蔵庫の中でもチルド室（0度付近）やパーシャル室（マイナス3度付近）には入れずに、また、冷気の吹き出し口の近くは避けて保存する必要があります。そして、点眼薬が極端に熱い状態になったり、凍結した場合には使用を中止しましょう。

点眼薬は添付されている遮光袋に

それでは、冷所保存の点眼薬を室温で保存した場合に、どのようなことが起こるのでしょうか。

冷所保存の点眼薬の中には、室温保存の点眼よりも、より不安定で分解しやすい有効成分が含まれていることがあり、何カ月もの長期間、室温で保存した場合には有効成分が分解して濃度が低下したり、分解物ができて変性する場合があります。しかし、短期間室温で保存した場合には、必ずしも有効な濃度以下に低下するとは限りません。

ですので、点眼薬は保存温度の指定にかかわらず、旅行や外出時には点眼薬に添付されている遮光袋に入れて、直射日光を避けてかばんの中の熱くなりすぎないところに入れて携帯するようにしましょう。

冷所保存の点眼薬だけは、宿泊先に到着したら、可能なら部屋の冷蔵庫に入れるようにするとよいです。かばんの中が熱くなる可能性が心配な方は、点眼薬をケーキの保存などに用いられる保冷剤と一緒に小さめの保冷パックに入れて携帯してもよいと思います。

なお、長期間の旅行をする方は、使用されている冷所保存の点眼薬と同等の効果のある点眼薬のなかに、室温保存の点眼薬がある場合もありますので、事前に担当の医師に相談してみてください。

点眼前には手を洗いましょう

また、旅行中に湿布薬も持参される方は、開封した湿布薬と点眼薬をかばんの中で近くに置くと、メントールなどの揮発成分が点眼薬に浸透し点眼時に刺激を感じることがありますので、開封した湿布薬と点眼薬は別にして携帯してください。

最後に、旅行中でも点眼をする前には必ず手を洗うことと、点眼後にはキャップをしっかりと締めることを忘れないように注意しましょう。

めがね、コンタクトレンズ、点眼薬を旅先でもいつもどおりに使えるように準備して、快適な見え方で旅行をお楽しみください。

11 車いすでの旅行は、事前のバリアフリー確認を

リハビリテーションセンター
田中清和

車いすでも臆することなし

車いすだから旅行ができないなんて、過去の過去のお話です！

コミュニケーション能力と排泄のコントロールさえできていれば、後は交通手段と宿泊先を含めた旅行先のバリアフリー確認を行って、さあ出発です！

ホームページで事前確認

ＪＲ東日本のホームページでは、車いすで鉄道をご利用いただくお客様向け

に、「車いすをご利用のお客さまへ」というご案内ページ（注）が用意されています。利用可能な車いすのサイズや、駅の利用方法、新幹線や在来線の特急列車には車いす対応座席を用意している列車があるため、乗車1カ月前の10時から予約申し込みができることなどが掲載されています。身体障害者補助犬法に定める盲導犬、介助犬、聴導犬は無料で連れて行くことができます。

鉄道駅にあるバリアフリーガイドの冊子

また、鉄道駅のバリアフリー設備のガイドでは、たとえば東京では、ＪＲ東日本各駅版や都営地下鉄全駅版、都営・東京メトロ地下鉄全駅版があり、各駅で用意されています。鉄道を利用する際には事前に確認することができます。駅の多機能トイレ整備状況は１００％の鉄道事業者もありますが、地方によっては不十分な場合があるので注意が必要です。

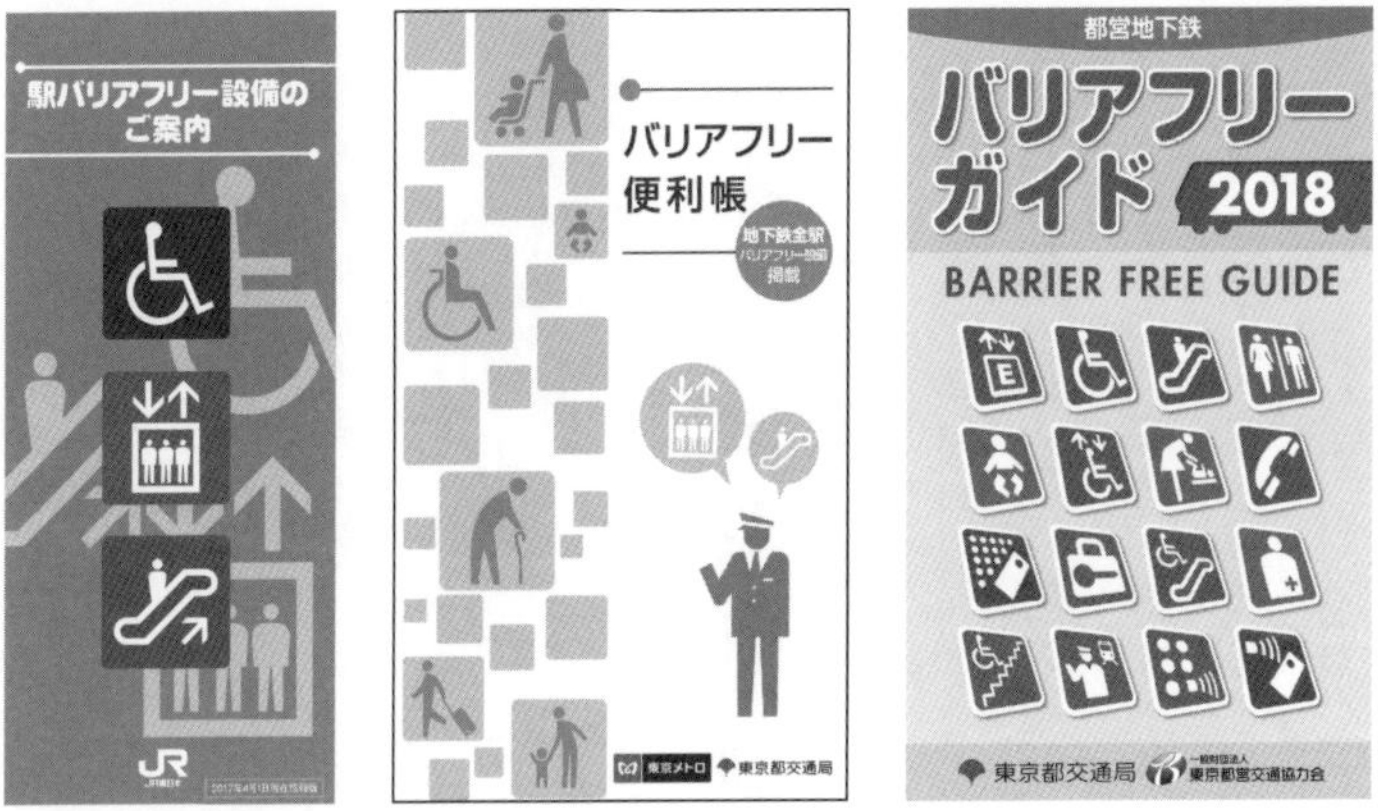

左から、JR東日本、都営地下鉄・東京メトロ、都営地下鉄のバリアフリー設備をガイドした冊子

スマートフォンのアプリで

トヨタ自動車は２０１６年12月より道案内アプリ「ＴＣスマホナビ」を無料で提供開始し、多機能トイレの情報も高速道路のサービスエリアやパーキングエリア、道の駅、公共施設など約２万カ所以上を収録しているので、車やバスを利用する際に役に立ちます。

旅行会社のプランを活用

クラブツーリズムのユニバーサルデザイン旅行センター等、旅行会社で車いす利用者向けのプランを提供しているところもあり、利用する手もあります。

現地のサービスを調べておく

「地域トラベルサポーター」として活動している事業所にお願いして、現地でないとわからないことを直接サポートしてもらうこともできる地域もあります。

長野県の「ユニバーサル・サポートすわ」では、普段は福祉施設や病院で働く介護福祉士、看護師などが登録しているサポーター約60人が、諏訪地域を中心に八ヶ岳の高原などへの旅行や露天風呂・温泉入浴、冠婚葬祭、保険外サービスなどの支援を行っています。

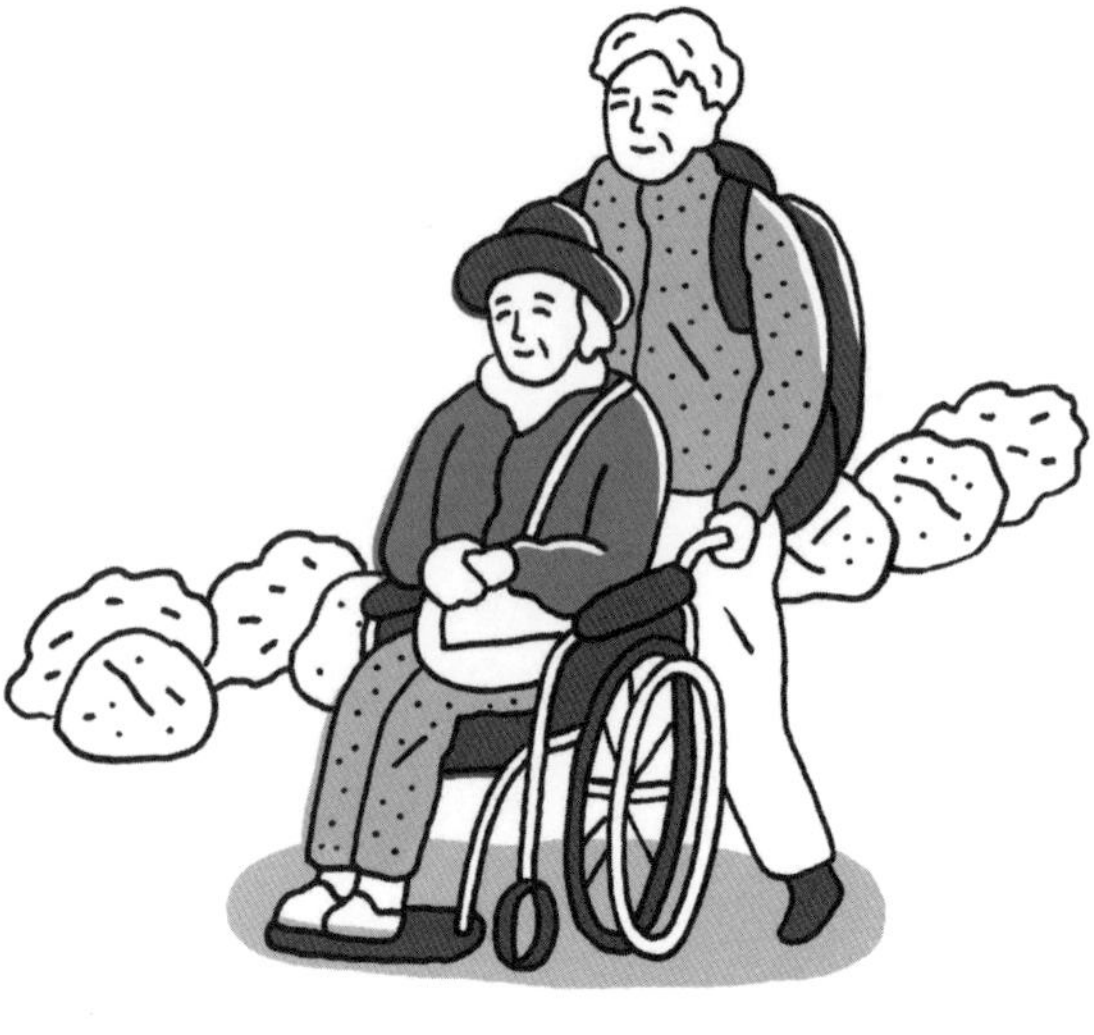

す。

設備だけでなく、「心のバリアフリー」も重要

「ヘルプマーク」は、人工関節や義足、高次脳機能障害などの外見ではわからない障害のある方などが、周囲の方に配慮を必要としていることを知らせるものです。

公共交通機関での優先席に座りやすくなるなど、援助や配慮を受けやすくするため、東京都福祉保健局で作成され、2012年10月から都営地下鉄大江戸線でヘルプマークストラップの配布、また都営交通のすべての優先席にステッカーを掲示し、ヘルプマークを身に着けた方が優先席に座りやすいようにする取り組みが始められました。

ヘルプマークストラップは、必要とする方に都営地下鉄の駅等で無料で配布されています。現在ではその他の道府県でも普及が徐々に進んでおり、東京以外でも公共交通機関などで見かけるようになりました。

ヘルプマークを身に着けた方を見かけた場合は、電車やバスで席をゆずる、困っ

ているようであれば声をかけるなど、思いやりのある行動をお願いします。
日本の社会では、他者の困りごとや痛みに気づいても「無関心」「無関心を装う」「遠慮」「自分にはわからない」など心にバリアをつくってしまいがちで、「心のバリアフリー」が浸透していないように感じます。

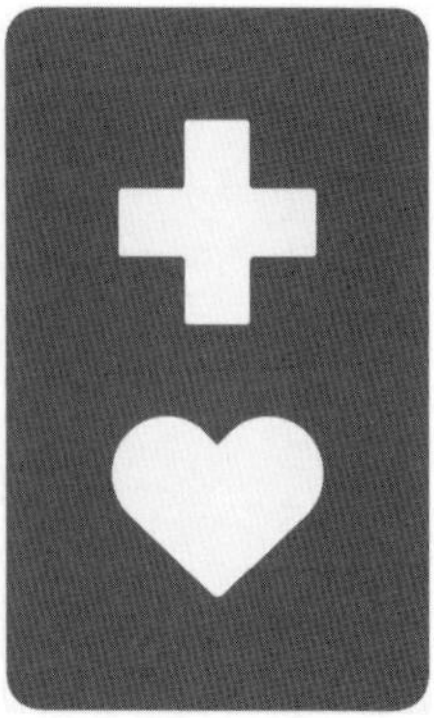

ヘルプマーク

2020年東京オリンピック・パラリンピック競技大会を迎える日本としては、これを契機として「心のバリアフリー」を日本全体に推進していくことが重要です。

注　JR東日本ホームページ　https://www.jreast.co.jp/equipment/equipment_1/wheelchair/

12 列車でも注意したいエコノミークラス症候群

呼吸器内科
鈴木未佳
河野千代子

旅の行き帰りの中にひそんでいる危険

呼吸器内科には、風邪やインフルエンザや肺炎などの急性の感染症、健診のレントゲン写真で要精査となった場合などに受診したことがあるかもしれません。また、もともと慢性の呼吸器疾患で通院している方もいることと思います。比較的多岐にわたる疾患を診療する科です。

これまでは無縁だったという方も、環境の変わる旅先では体調を崩して受診することもあるでしょう。

目的地までの行き帰りの時間もまた楽しいものですが、そんなときにも危険がひそんでいます。帰宅するまで安全に旅行するために、知っておいてほしい疾患のひとつを紹介します。

ビジネスクラス以上でも発症します

「エコノミークラス症候群」という名前を、一度は聞いたことがあるのではないでしょうか。

飛行機などの狭い座席で座ったまま同じ姿勢を長くとると、下肢の血流が停滞して下肢の深部の静脈に、血栓という血の塊ができやすくなります（深部静脈血栓症）。さらに、その血栓がはがれて血流に乗って移動し、心臓から肺に向かう血管である肺動脈の一部を詰まらせてしまう（肺血栓塞栓症《はいけっせんそくせんしょう》）という疾患です。肺への血液循環が悪くなると、肺から血液に取り込まれ全身に送られる酸素の量が少なくなってしまいます。

狭いエコノミークラスでの発症が多いため命名されていますが、ビジネスクラス以上でも発症し、他の乗り物でも発症しており、「旅行者血栓症」や「ロングフライト血栓症」という名前でも呼ばれています。

通常は、海外旅行などで長時間飛行機に乗ったり、車やバスで長距離移動したりする場合に問題になります。しかし、条件によってはそれほど長時間でなくとも起こることがあり、列車の旅でも注意が必要なのです。

旅の後、8週間くらいまでは発症する可能性が

典型的な症状としては、乗り物の中で、あるいは降りて動き出してから、肺動脈が詰まることによる、突然の息切れや胸の痛み、動悸や冷や汗が出ます。ほかにも、めまいや不安感が出たり、血痰が出ることもあります。

大きな血栓で詰まった場合は、ショックになったり意識を失ったりすることがあり、命に関わる可能性のある疾患です。

下肢の症状は、膝上の静脈に血栓がある場合は、痛み、腫れ、色調変化などが出るものの、膝下の静脈に血栓がある場合は無症状のこともあります。また、両

下肢に症状が出ることもありますが、通常は片側のみのことが多いといわれています。

症状が出た場合には、すぐに旅先でも医療機関で診察を受けましょう。直後でなくとも、数日から8週間くらいまでは発症する可能性があります。

とくに注意が必要な人は?

誰でもなりうる病気ですが、中高年の方、肥満のある方、大きな手術を受けて間もない方、けがや骨折で治療中の方、悪性腫瘍で治療中の方、もともと血液が固まりやすい方、下肢の麻痺がある方、過去にも肺血栓塞栓症や深部静脈血栓症にかかった方、妊娠中や出産後間もない方などは、とくに注意が必要です。

旅行が可能か、予防策がないかなどについて、かかりつけの医師に事前に相談しておくとよいでしょう。

また、4時間以上乗り物でじっとしている可能性がある場合はリスクが上がり、時間が長くなるとともに発症率が高くなることも報告されています。

治療は血液を固まりにくくする薬を使用

エコノミークラス症候群の治療の基本は、血液が固まりにくくなる薬を使用し、さらに詰まった血栓を溶かす薬を使用したり、外科的に血栓を取り除いたりして、肺動脈の血流を回復させることです。

多くの場合には、少なくとも3カ月程度は、抗凝固療法といって、血液が固まりにくくなって新たに血栓ができないようにする薬を使います。以前からあるのが、当初へパリンという薬を点滴しながら、ワルファリンという飲み薬も併用して切り替えていく方法です。

また、最近はワルファリンの代わりに、効きが早く副作用の脳出血が少ないDOAC（ドアック）という飲み薬に切り替えたり、当初からDOACを使用したりする治療も確立されてきました。

ショックや血圧低下を来した重症の場合には、血栓溶解療法といって積極的に血栓を溶かす薬の注射や、血栓を取り除く手術、カテーテルで肺動脈の血栓を破砕したり吸引したりする治療が必要になります。

予防のポイント

この疾患に対しては、下肢に深部静脈血栓ができないように予防することが最も大切です。旅の途中でも、意識して次のようなことを行ってください。

①着席中でもできる足の運動を行う（足の指先を動かす、つま先を下に向けて足の甲を伸ばしたりつま先を上げたりする、ふくらはぎを軽くもむ）
②可能な範囲内で、ときどき通路を歩くようにする
③十分な水分補給を心がける
④脱水を助長するアルコール飲料は控えめにする
⑤ゆったりとした服装にする

さらに、もともとリスクが高い方は、通路側の座席をとって席を立ちやすくす

ることや、弾性ストッキングを着用することもすすめられています。

弾性ストッキングは、下肢を圧迫して血液を心臓に戻す静脈の働きを助け、下肢の血流を改善して血栓ができにくくする効果があります。

しかし、しわがよったり端が丸まったりすると、血流障害や皮膚炎の原因になる可能性があります。下肢に炎症があったり、動脈が詰まってしびれや痛みを伴う疾患（閉塞性動脈硬化症）がある場合には、避けたほうがよいでしょう。

このように、できるだけの予防策を講じて、長い旅の行き帰りの時間も快適に過ごすことができればと思います。

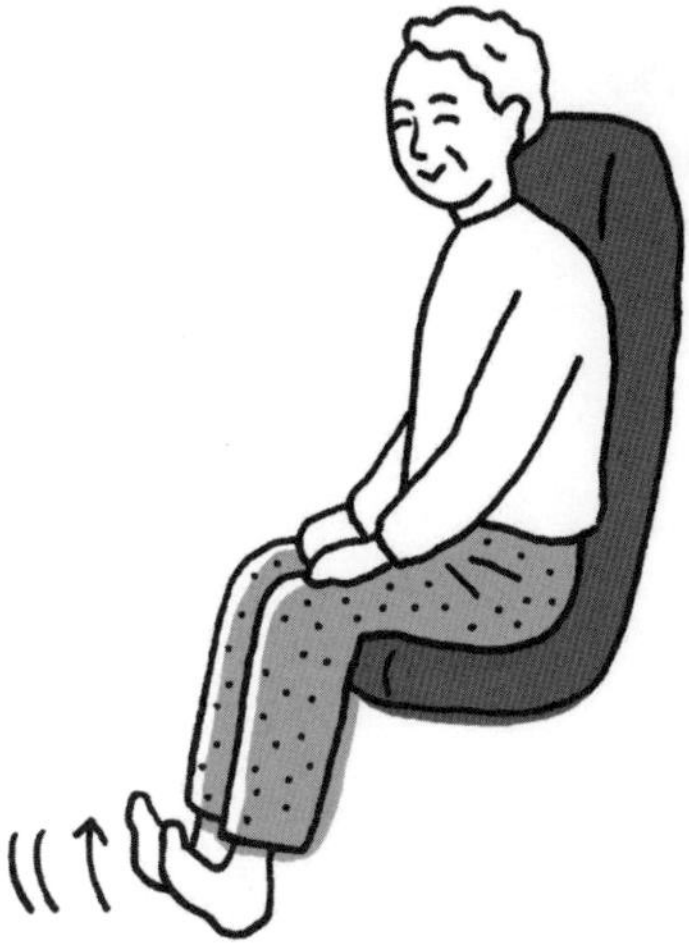

13

どんなときに救急車を呼ぶか、救急外来のかかり方

救急総合診療科
伊藤 麗

救急車を呼ぶ明確な判断基準はないけれど…

救急車を呼ぶ・救急外来を受診するということは大部分の方にとって非日常で、ストレスのかかることです。また、消防としても救急要請の件数の増加による搬送遅延を来しており、適切な救急利用を呼び掛けています。

しかし、どういう場合に救急車を呼ぶべき・救急外来を受診すべきということも、明確に決まっているわけではなく、医療機関やそのときの担当の医師によっても相当のばらつきがあります（この辺の統一ができていないのは基本的に救急

医療業界の問題です)。

そんなわけで、はっきりと線が引けるわけではないのですが、大体の感じをつかんでもらうことで救急受診時のストレスが減り、より旅行を楽しんでもらえたらなぁと思います。

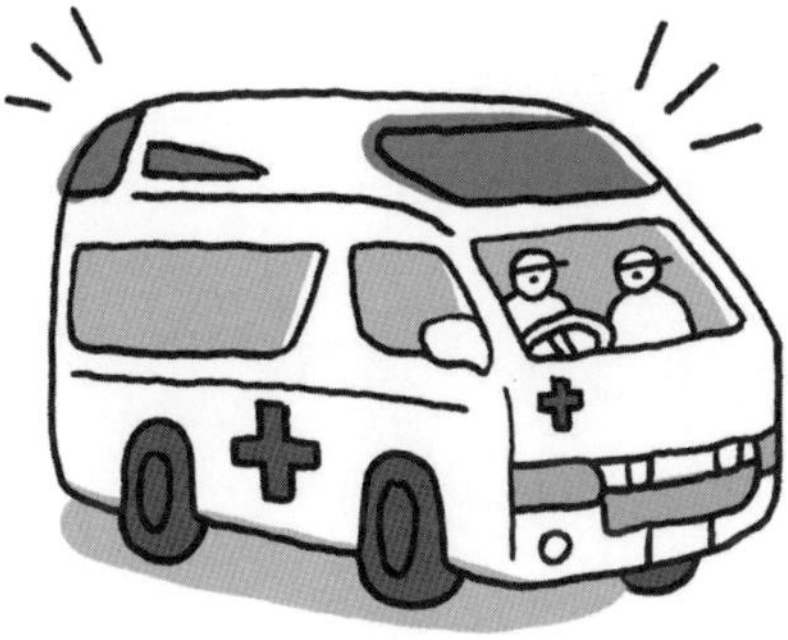

救急車を呼ぶ・救急外来を受診するケース

急に起こった今までにない強い症状の場合は原則救急車です。とくに以下のような場合は、急いで救急車を呼んでください。

- 人生で一番ひどい頭痛、運動時に出現した頭痛、バットで殴られたような突然出現した強い頭痛

●背部や胸部の裂けるような痛みや移動する痛み、場所がはっきりしない胸部圧迫感
●強い呼吸困難感
●急に手足が動かなくなった、ろれつが回らなくなった
●ハチに刺された後や、食事した直後に出現した以下のような症状
全身が赤くなる、喉に何か詰まっているような感じがする（異物感）、声がかすれる（嗄声）、うまく声を出せない（発声困難）、うまく呼吸できない（呼吸困難）

これら以外の場合で救急車を呼ぶべきか迷った場合、消防の相談窓口がある地域であればそちらに連絡し、相談してください。

宮城県、埼玉県、東京都、大阪府、奈良県、福岡県（毎日24時間、＃7119）が相談窓口の番号です。

そのほか、
山形県（毎日19～22時、＃8500）、
栃木県（毎日18～22時、＃7111）、
千葉県（平日・土曜18～23時、日・祝・年末年始・GW9～23時、＃7009）、
香川県（毎日19時～翌8時、☎087・812・1055）
で類似のサービスがあります。

救急相談の窓口がない地域、あるいは利用できない時間帯の場合は、症状が強く、次の外来まで待つのが困難であれば、救急車を呼ぶか、救急外来を受診。受診を悩むケースは受診する予定の病院に連絡して相談してください。

救急車を呼ぶ・救急外来に行く必要がないケース

逆に、以下のような場合は救急外来受診の必要がないことがほとんどです。

●咳が続いている
●とくに強い症状はないが熱がある（とくにインフルエンザのチェック目的）
●虫に刺されたが強い症状はない
●交通事故だが大きなけがはない

また、急性アルコール中毒の場合、点滴をしたら早く治るということはないので、受診が必要かどうかは意識の程度次第です。

指示動作（手をグーパーするように言えばできる）が可能であれば、そのまま様子を見てもよいかと思います。その場合でも2時間くらいは様子を見て、意識の悪化があるようでしたら救急車を呼んでください。

旅先の救急病院を知っておくこと

救急車を呼んだ場合は、その地域のプロトコール（対応の手順）に沿って病院が選定され、搬送されます。救急車を呼ばない場合、消防の相談窓口がある地域であれば、そちらに電話し相談してください。相談窓口がない地域の場合は、自分で受診する病院を探さなければなりません。

インターネット端末（スマートフォンなど）があれば、「Google」等のサイトから「救急病院」等で検索すれば近隣の救急病院を探すことができます。

インターネット端末がない場合は、電話帳で調べる、ホテルのフロントで聞く等の方法がありますが、利便性に劣るので、可能であればインターネット端末を持っておいたほうが安心です。使い慣れてない場合は、旅行前にあらかじめ使用し、旅行先近隣の救急病院を調べておいてください。

救急外来のかかり方

受診する病院の目途がつき、受診する場合はまず電話をし、症状を話してください。

救急病院であっても時間外に可能な診療は病院ごとに異なっており、対応が可能かどうかの判断が必要になります。たとえば、足が骨折しているかどうかを診てほしい場合であっても、受診先の病院では夜間はレントゲンを撮れないことや、当直の医師が眼科であることなどがあります。

また、救急外来は通常の外来と違い、応急処置の場なので、原則翌日あるいは週明けの受診が前提となっている点はご了承ください。

来院時には保険証を持っていくこと（なければ絶対受診できないわけではありませんが、その際には電話で確認してください）。お金についてはその場で高額（10万円など）の支払いになることは通常なく、ほとんどは後日精算でも大丈夫です。

病院によっては、夜間は1万円程度を預かり金として、後日精算になることもあります。このあたりも電話で確認しておくと確実です。

また、受診する際には現在の内服薬の一覧があるととても助かります。薬の現物を見てもわからないことが多々ありますので、可能であればお薬手帳あるいはお薬手帳のコピーを用意しておいてもらえるととてもありがたいです。

体のことを最優先して判断する

最後に、旅行中の救急受診などは、本来ないほうがいいものですが、そのあたりは思いどおりになるものではありません。急病になるときはなります。

手元に病院を調べる手段がなく、相談窓口がない地域であれば、病院を探す目的で救急車を呼ばざるを得ないこともあるかと思います。

救急車の使い方としては不適切かもしれず、受診先の医師から嫌味を言われることもあるかもしれません（本当はあってはならないことです）が、体のことが最優先ですので必要なときは躊躇なく呼んでください。

本当はそういう際に困らないような制度づくりが必要なのですが、整備がまだ不十分なのは救急の業界の課題だと思っています。

それではお体に気をつけて旅を楽しんでください。

14

旅先で役立つ漢方薬

副院長
血液・腫瘍内科
杉本耕一

旅先で風邪をひいたときに…

風邪をひいたときのゾクゾクする寒気、発熱、節々の痛みなどは、体温を上昇させてウイルスの増殖を防ごうとする体の防衛反応を反映しています。西洋医学では、これらの症状を抑えることが主な治療ですが、漢方医学では、この体を温める働きを助けて治癒を促進することが基本的な風邪の治療法です。

「風邪には葛根湯」といわれるように最も一般的な風邪に対する漢方薬は葛根湯でしょう。比較的体力のある人の風邪のひきはじめで、ゾクゾクする寒気を感じて少し発熱し、首の後ろ側の凝りや頭痛を伴うものの発汗はしていない場合に有効で、体を温めて発汗させることにより治癒に導きます。

葛根湯は、過去に使用して有効かつ副作用がなかった場合、旅先での風邪で内服するのに最もよい薬です。2・5グラムのエキス製剤1パックを内服し、同時に熱いものを食べたり蒲団にくるまったりして体温を上げて発汗するようにします。不十分なら、30分から1時間後にもう1パック内服してもよいでしょう。発汗してそのまま温かくして寝れば、翌朝には風邪は治っていることが多いです。ただし体力のない虚弱な人では、葛根湯によって胃部不快感、食欲不振、全身脱力感などの副作用が現れやすいので注意が必要です。

年配、女性などで、もともと体力がなく虚弱な人の風邪では、咳、水様の鼻汁、喉の痛み、だるさなどに加えて手足の冷え、青白い顔など寒気の症状が強いことが多いです。

このような場合には、有効に熱を産生させる体力が不足しているため、全身の新陳代謝をよくし、芯から体を温めて風邪に対する防衛反応を引き起こす麻黄附《まおうぶ》子細辛湯《しさいしんとう》を用います。麻黄が多く含まれているため頻脈、動悸、不眠などの交感神経刺激症状が現れることがあり、旅行で使用する前に何度か風邪のときに内服して副作用がないことを確認しておくことが望ましいです。

体力虚弱な人の風邪の初期で、それほど症状が強くない場合には香蘇散《こうそさん》がよいでしょう。漢方的な治療イメージでは、葛根湯や麻黄附子細辛湯は発汗によって病邪《びょうじゃ》を外に追い出しますが、香蘇散は病邪を発散させて除きます。構成成分は胃腸にやさしく鬱々とした気分を晴れさせる効果もあります。

補中益気湯《ほちゅうえっきとう》は、病後の体力回復、虚弱体質の改善などに広く用いられる漢方薬ですが、これを旅行のときに定期的に内服（1回あたり2・5グラムを1日3回）しておくと風邪にかかりにくくなります。また、本来の働きとして旅行中の疲れにも有効です。

旅行中の胃もたれには…

食欲不振、食後膨満感、胃の排出機能の低下に対する漢方薬である六君子湯《りっくんしとう》が、

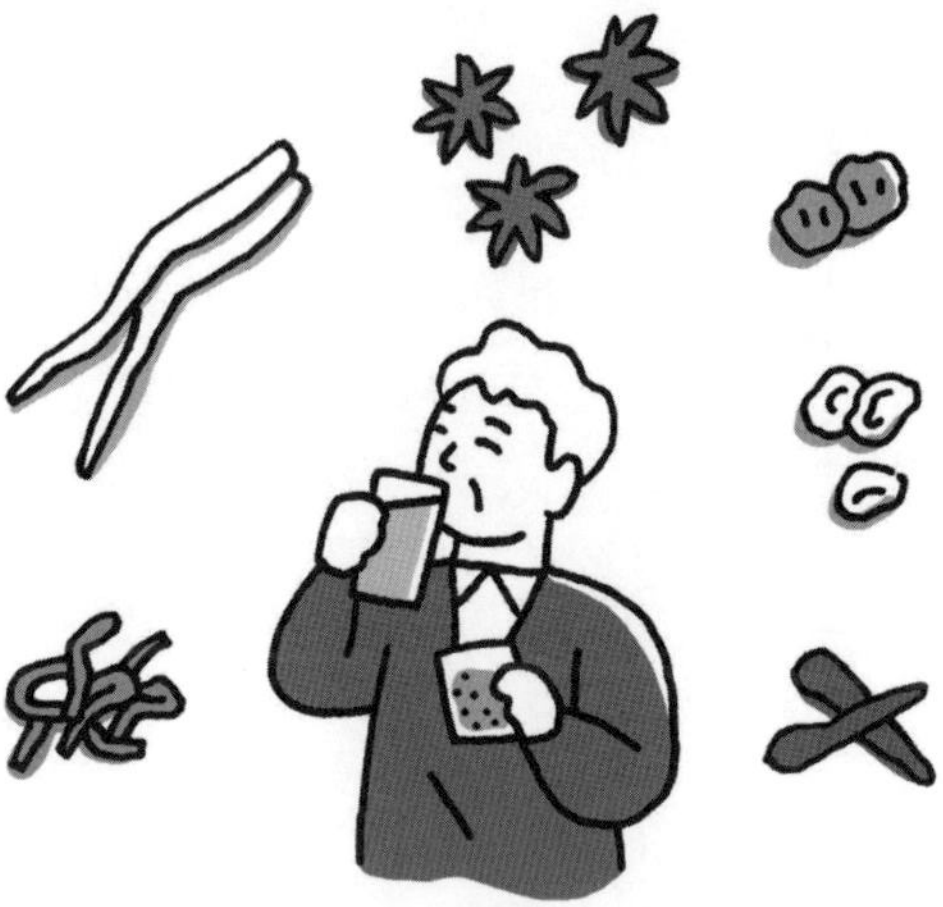

旅行中の胃もたれにも有効な場合が多いです。六君子湯は、気力低下に対する基本方剤である四君子湯《しくんしとう》に、胃内容物の停滞を解消する半夏《はんげ》、陳皮という生薬を加えたもので胃腸を温める作用もあり、あまり副作用のない穏やかな漢方薬です。

旅先でこむら返りが起こったとき

ふくらはぎの筋肉などが突然、強くけいれんして、痛みが出ることを「こむら返り」「足がつる」といいます。旅行中は歩きすぎなどによって、とくにこむら返りが起こりやすくなりますが、発症時に芍薬甘草湯《しゃくやくかんぞうとう》を1パック内服すると5分程度で痛みが軽快します。夜間に起こる場合は就眠前に1パック内服しておくとよい場合があります。

この漢方薬には甘草が多く含まれているため、むくみ、血圧の上昇、場合によっては脱力などの副作用が起こる可能性がありますので、医師の指導の下で服用してください。

旅先での二日酔い

旅行中は疲れがたまったり、酒量が多くなったりして二日酔いになりやすい状況にあります。二日酔いの予防・治療に有効な漢方薬として、五苓散《ごれいさん》が挙げられます。

五苓散は、もともと口渇《こうかつ》、尿量減少、むくみ、下痢、めまいなど、体内の水分の分布異常によって起こる病態を治療する薬です。二日酔いの本体は脱水であることから、水分の分布が正常化することにより自然に二日酔いの症状が消失します。とくに大きな副作用はありません。

使ったことのない漢方薬は持っていかない

全体を通して、急に副作用が現れたときの対応が難しい旅行先では、それまでに使用歴のない漢方薬を内服することは避けてください。

日常の受診時に漢方薬を処方してもらい、自分の体質に合って期待する効果が得られ、副作用が出ないことを確認したものを旅行先に持っていくことをおすすめします。

後編

みんなで知っておきたい、持病がある場合の心がけと対策

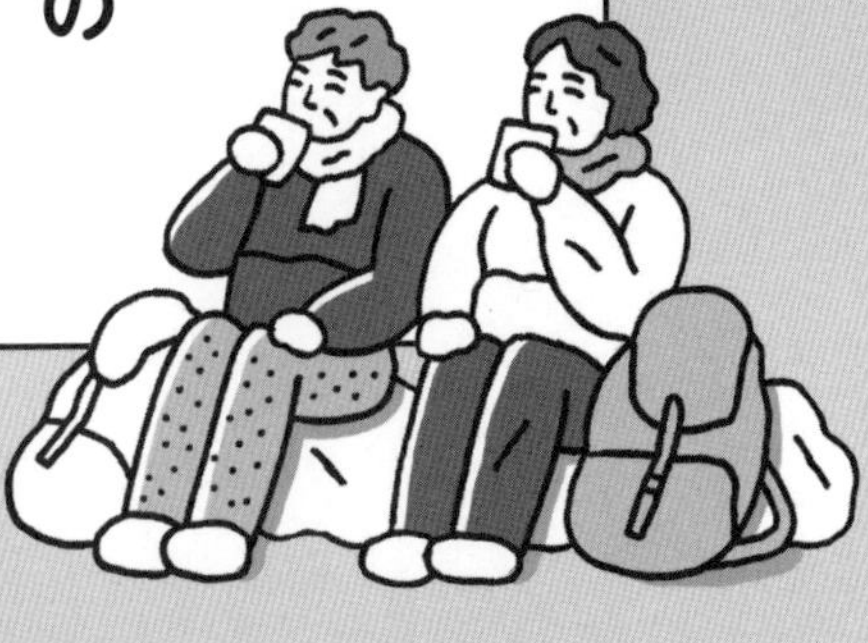

15

高血圧や心臓病…循環器病で気をつけたいこと

循環器内科
浅川雅子

循環器病の四つの注意点

全身に血液やリンパ液などの体液を巡らせる働きをする器官、いわば心臓や血管、リンパ管のことを循環器といいます。

循環器病として知られているのは、高血圧症や心臓病。これらの患者さんが気をつけたいことは、

① 薬はいつもどおり内服

②食べすぎ、飲みすぎに注意
③トイレを我慢しない
④余裕ある旅行計画

この四つは、循環器病に共通した注意点です。

旅行中に血圧を変動させる要素

まず、日本に約1000万人いるといわれる高血圧症のお話から始めましょう。

高血圧は、いろいろな条件で起こりえます。普段から高血圧症の治療として、降圧薬を内服している方もいますが、それ以外の方も環境の変化により、一時的にも血圧は変化します。

旅行中には血圧の変動する要素がいくつも含まれます。これらの要素に対して、体の中では自律神経というシステムが自動的に〝いい塩梅〟に調整してくれており、普段はその変化に気づくことはありません。

しかし、年齢が上がってくるとこの自動調整能が鈍くなり、変化に対して調整がスムーズに追いつかないことがあります。そうなると、体のバランスが崩れ、なにかしら不都合を自覚することになります。そのひとつが、血圧の変動です。

高血圧症の方は、旅行中もいつもの薬は忘れずに持参し、内服しましょう。旅は非日常ですから、開放感とともに薬の内服も忘れがちですが、楽しい旅行中であっても、体はいろいろなストレスを受け、普段よりも血圧が上がる要素も多々存在します。

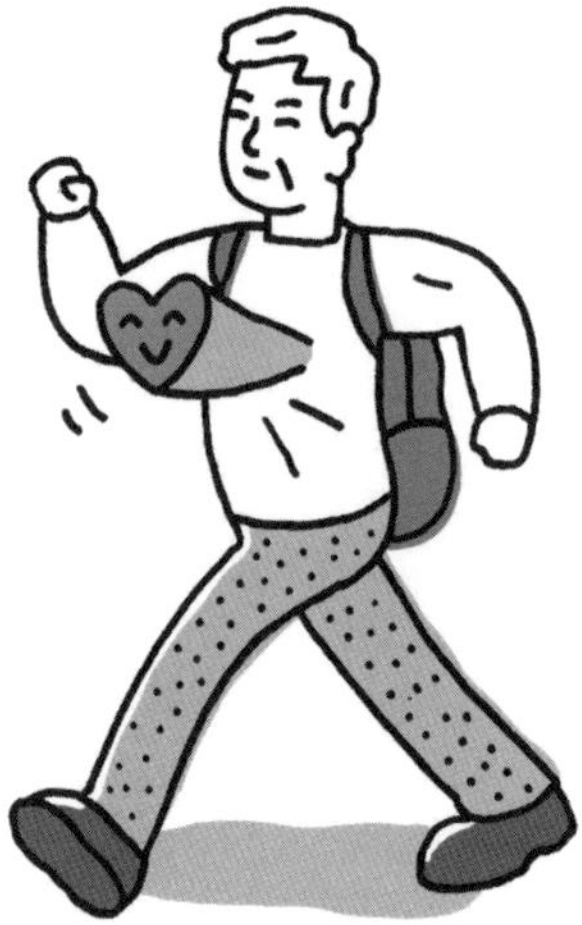

たとえば、急に寒い土地へ降り立てば血圧は高めになりますし、旅行中のおいしい食事や弁当は塩分が多いですから、血圧上昇につながります。環境の変化に伴う疲れでも血圧が変動します。このようなさまざまなストレスにさらされても、いつもの薬を内服していれば、過度な血圧変動を防ぐことができるはずです。そして、旅行中はなるべく心身の休養のとれる時間を設け、できるだけ目に見えないストレスを減らしましょう。

低血圧には水分補給

旅行中には低血圧となる場面にも遭遇します。

旅といえば移動がつきものですが、移動中のトイレが気になって飲水を控えたり、降圧薬のなかには利尿薬を含む薬がありますので、飲水が減ったりすると、脱水、低血圧になりやすいのです。

観光するうちに汗が多く出たことに気づかずに水分補給が不十分になってしまうと、体内の水分が不足し、めまいがしたり、血圧が下がったりします。

また、アルコールを飲みすぎてしまった、温泉に入りすぎてのぼせてしまった、といったことも低血圧につながります。旅行中にめまいやふらつきを感じたら、まず水分補給と休養（できれば横になって）をおすすめします。

旅行中のストレスに対して、体の反応がどちらに傾くかはわかりませんが、いつもどおりの治療をしていれば、たいていご自身の自動調整機能が何とかしてくれます。旅行から帰宅されて、日常生活に戻り、体の疲れがとれた頃には、ほとんどの方がいつもの血圧に戻ります。

いざというときの対処方法を確認

次に、狭心症や心筋梗塞、そして心不全の方についてお話ししましょう。

心筋梗塞や狭心症の方は、すでにカテーテル治療や手術をしている場合、いつもの薬を飲んで病状が安定していれば、旅行は可能です。薬物治療の方は忘れずに内服を続けましょう。

旅先ではいつもよりも多く動き回って、汗をかいたり、疲れが重なったりすると、普段はない胸部症状が出ることがあります。狭心症発作用の亜硝酸薬をもらっている方は、手の届きやすいところに入れて持ち歩くなど、いざというときの対処方法をかかりつけ医に確認しておくことをおすすめします。

とくに冠動脈ステント(血管などを広げるもの)留置術を行って間もない方は、確実な抗血小板薬内服とともに脱水にならない注意が必要です。脱水をきっかけにステント内が閉塞し、心筋梗塞を発症することがあります。喉が渇く前に飲水励行を心がけ、温泉やサウナは長時間にならないように十分注意しましょう。

また普段から胸痛の自覚がある方は、かかりつけ医の指示に従い、病状が安定してから旅行に出かけましょう。

塩分過剰と利尿剤中止は思わぬ事態に

心不全についてお話ししましょう。

ひと言で心不全といっても、いろいろな原因があり、重症度もさまざまです。旅行ができる病状かどうかは、かかりつけ医に相談してみる必要があります。旅行の許可がもらえた方は、一般には、むくみ、息切れや動悸といった心不全症状が出ない範囲の旅行を心がけましょう。

旅行中は、普段より運動量が増えると、心臓に過剰な負担がかかります。水分摂取量（飲酒も含め）の調整も大切です。体の疲労も心不全には悪影響がありま す。心臓を休めながら旅を続けるために、途中でひと息ついて休めるような見学場所を入れることをおすすめします。

心不全治療として利尿薬を内服されている方は、自己判断で中止しないことが大切です。また、心不全に塩分過剰は大敵です。旅行中に塩分の多い食事を続けると、体に余分な水分がたまってしまいます。

ときどき「移動中はトイレに行けないから、利尿薬をやめていた」と言う方がいますが、これらが重なると一気に心不全が悪化して、思わぬ事態を招くことがあります。どうしてもトイレが心配な方は、利尿薬の内服タイミングなど、あらかじめかかりつけ医に相談して作戦を立てておきましょう。

ペースメーカーはいつもどおり、設定どおりに

最後に、ペースメーカーを入れている方は、定期的なペースメーカーチェックで設定どおり作動していれば、ほぼ問題なく旅行ができます。いつもの注意事項を守って、ペースメーカー手帳はお忘れなく。

欲張らずにゆとりある旅行を

代表的な循環器の病気についてお話してきましたが、循環器の病気は普段の治療で病状が安定していることが大切です。お出かけ前にかかりつけ医とよく相談して、快適な旅ができるように準備を整えましょう。

旅行中は、塩分に気をつけて暴飲暴食はせず、疲労に注意して欲張らずに、時間的、体力的にゆとりのある旅行を計画して、旅をお楽しみください。

16

腎臓病の注意点は、病気の段階によって違う

循環器内科
浅川雅子

早期から人工透析まで、腎臓病も段階いろいろ

〝腎臓病〟と、ひと言でいっても、いろいろな段階があります。最近は、慢性腎臓病という病気の考え方が広まり、ごく早期の腎機能障害にも、病名がつくようになりました。一方で定期的に人工透析をしなければ生命が維持できない腎臓病の方もいます。

腎臓病は病気の段階によって気をつけなければならないことが異なります。どの段階の方も、かかりつけ医の指示をよく理解して準備することが大切です。

トイレに行きやすい旅の計画

軽度の慢性腎臓病の方は、病気が旅行に大きく影響することはほとんどありませんが、旅行中に気をつけておきたいことは、脱水と塩分の取りすぎです。旅行の楽しみは、非日常を味わうことができることです。体への負担もいつもと異なります。旅行中は、多くの点から体が脱水に傾きやすい環境にあります。普段よりもあちこち歩き回り、たくさん汗をかくこともあるでしょうし、温泉に行くと気持ちよく、いつもより長湯をしたり、欲張って何回も入浴したくなるものです。自宅とは異なる場所にいるために、いつもよりお茶を飲む機会が少ないこともあるでしょう。また、旅行には移動がつきものですから、移動中のトイレを気にするとつい水分は控えたくなるものです。

こういった条件が悪いほうにそろってしまうと、体のバランスが脱水に傾き、腎臓に十分な血液が回らなくなると腎臓を傷めてしまいます。旅行中は一般には普段よりも活動量が多いので、その分水分も多く取ることが望ましいのです。ですから、旅の途中には、意識的に水分を取ることが必要です。

たとえば、〝お茶の時間〟をつくってみてはいかがでしょうか。喫茶店へ入る予定でもいいし、ゆっくり座れる公園に行く計画でもいいと思います。博物館や美術館に寄れば、休憩スペースもあるでしょう。そこでひと息、ゆっくり座ってお茶を飲む。体を休めて、水分を整え、トイレにも行くこともできるでしょう。

トイレに行きたくなるのは、体（＝腎臓）にとって順調な証拠と思って、ぜひ、旅行中も定期的に水分を取り、そしてトイレに行きやすい旅行計画を立てましょう。

楽しんでいても体にはストレスが？

もうひとつの楽しみは、その土地ならではの食べ物でしょうか。普段減塩やたんぱく制限の食事治療をしている方も、旅行中には、車中のお弁当や宿の豪華なお食事など、塩分の多い食事が続きます。アルコールもいつもより増えるかもしれません。

しかし、楽しいと思っている旅行中でも、体にとっては、疲れや慣れない環境によるストレスを避けられません。それらが腎臓の処理能力を超えてしまうと、むくみが出たり、血圧が高くなってしまいます。胃腸の調子が悪くなることも避けたいものです。欲張りすぎずに適度な食事を心がけましょう。

野菜に多いカリウムの過剰摂取と、水分バランスに注意

腎臓病の段階が進み、そろそろ透析が必要と説明されている方は、さらに注意が必要です。進んだ腎臓病の方はそれぞれ細かく病気の段階が異なるため、ひとまとめにお話しすることができません。日常と異なる環境での制限の工夫など、あらかじめ主治医とよく相談して、楽しい旅行ができる準備をしましょう。

この段階の慢性腎臓病の多くの方が注意したいことは、カリウム過剰摂取と水分バランスです。カリウムや水分の摂取制限の治療を受けている方は、旅行中も〝いつもの〟制限を守ることが、安全に旅するポイントです。

とくにカリウムは、生野菜や果物に多く含まれ、腎障害では通常カリウム排泄機能が低下します。カリウム摂取過多や薬の飲み忘れにより、高カリウム血症と

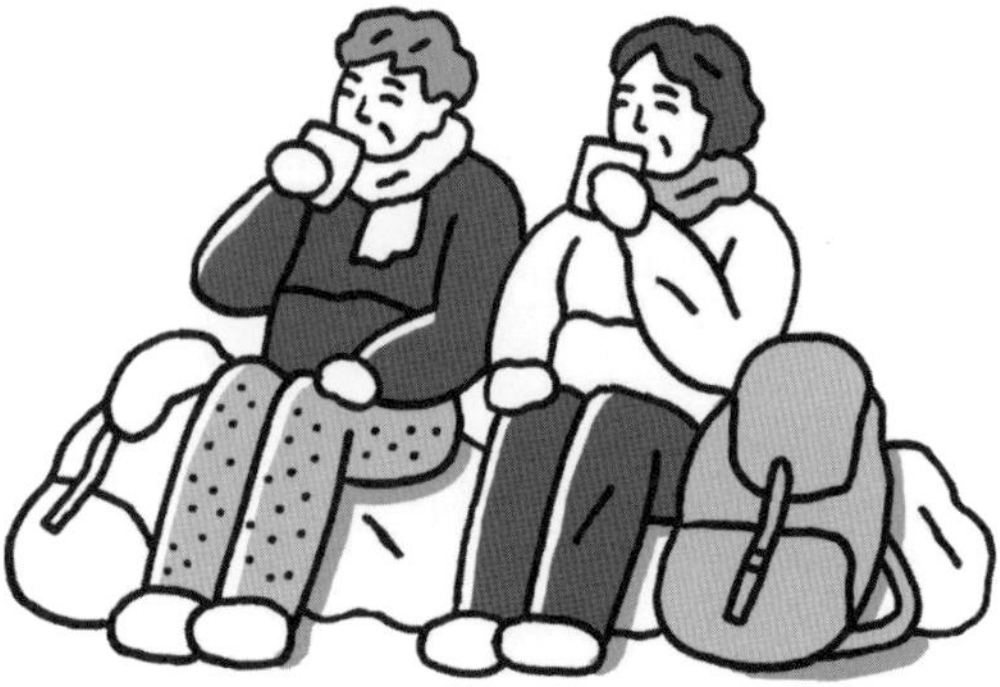

なると致死的不整脈の発生につながります。

次に水分についてです。腎臓病では、病気の段階により〝脱水〟と〝水分過多〟のどちらが起こりやすいか、が異なります。軽度腎臓病の方は脱水注意と書きましたが、進んだ腎臓病の方はどちらかといえば水分過多となりやすいかと思います。

塩分の多い食事とともに、アルコールや水分が過量に摂取されるとご自身の腎臓の処理能力をあっという間に超えてしまい、さらに旅の疲れが重なれば、急激に肺水腫などを発症することがあります。

また、尿を十分排泄できないために利尿薬を内服して体の水分を調整している方は、旅行中にトイレに行けないからという理由で利尿薬を自己中断することは危険です。

これらのことが重なると、急に透析が必要になってしまうことがあり、命の危険にさらされかねません。ですから、〝いつもの〟制限や薬の内服は旅行中もお忘れなく。

すでに書きましたように、ときどき体を休めながら、トイレに行きやすい、ゆとりある旅を心がけましょう。

人工透析患者さんの旅行では？

最後に、人工透析治療を定期的に受けなければならない方の旅行についてお話ししましょう。

透析治療を長期間中断して出かけることはできませんが、透析のない日を利用して、あるいは旅先での透析治療を準備することで旅行は可能です。ただし、旅先ではいつ何が起こるかわかりませんので、お薬手帳を携帯し、緊急時には速やかに透析を受けられるように、簡単な透析の条件を伝えられるようにしておきましょう。自分で伝える自信がない方はかかりつけ医に情報を用意してもらうとよいでしょう。

透析治療の必要な方は、腎臓が働かない段階ですから、普段から食事の制限があります。暴飲暴食は、食事内のカリウムや塩分・水分過多につながり、命とりです。とくに塩分摂取に水分過多（アルコールも含みます）が重なると、余分な水が体の中にたまってしまい、思わぬ事態を招くことになりかねません。楽しい旅行のためには、かかりつけ医の指示を守り、必ず薬は内服し、日常の食事制限を守るように心がけましょう。

自分の病気の段階を知る

腎臓病は、病気が進行すれば、以前のご自身の目安とは異なることもあります。常に今のご自身の病気がどのような段階にあるのかをよく知って、わからないことはかかりつけ医に相談しましょう。準備を整えて、余裕のある旅をお楽しみください。

17 血糖値の変動が大きい旅での、糖尿病の注意ポイント

糖尿病・内分泌内科
深澤由香

血糖値が上がったり下がったり…

旅行は美しい景色を見たり、その土地のおいしいものを食べたり、楽しい時間を過ごすことによって気分転換やストレス解消になります。

しかし、旅行中の食事量、間食量の増加や運動量の減少により血糖値が上がってしまったり、逆に散策などで運動量が増えて血糖値が下がってしまったりと、血糖値の変動も大きくなりがちです。

また旅行中に体調を崩してしまったときの対応も重要です。糖尿病患者さんが

旅行をするときは、どのような点に注意したらよいでしょうか。七つのポイントを挙げていきます。

① 無理のない計画

旅行の日程は詰め込み過ぎず、無理のない計画を立てましょう。旅行先で万が一体調が悪くなったときに受診できる医療機関を事前に調べておくと安心です。

② 糖尿病カードや薬、注射器などの持ち物について

旅行中に風邪やお腹をこわしてしまったときのために、普段使い慣れた風邪薬や胃腸薬、吐き気止めなども常備しておきます。糖尿病の飲み薬や注射薬を使用中の方は、低血糖対策のためビスケットやブドウ糖を持ち歩きましょう。

お薬手帳や日本糖尿病協会から発行されている糖尿病カード、海外旅行時は英文カードを旅行中に携帯しておくと、薬を紛失したときや体調を崩して他の医療機関へ受診するときも、治療の状況がスムーズに伝わります。

航空会社によっては、インスリンやGLP1受容体作動薬などの注射薬や注射針を飛行機内に持ち込むときに、糖尿病であることの証明を求められることがありますので、そのときも糖尿病カードや英文カードが役に立ちます。英文カードには「私は糖尿病です。」と英語、フランス語、スペイン語、中国語、ハングルで記載されており、現在の治療内容やHbA1c（糖がくっついたヘモグロビンの割合）、合併症の状態が記載できます。

飛行機に搭乗するときに注射薬を預け荷物に入れてしまうと、貨物室内の環境変化により薬の効果が有効でなくなってしまう可能性があるため、必ず手荷物に入れておきます。そのときは飛行機の液体持ち込み基準に従い、チャック付きのビニール袋へ入れます。自己血糖測定器を飛行機内へ持ち込むときは、事前に航空会社に連絡をしておきます。

また、使用済みの注射器や注射針は、持ち帰って医療機関から指示された所定の方法で破棄しましょう。車などで移動するときは、高温となる車内やダッシュボードに注射薬を置きっぱなしにしてしまうと薬の効果が失われてしまうことがあるため、持ち歩くようにしましょう。

内服している薬や注射薬はプラス数日分を手荷物で持っていくと、なんらかの理由で旅行期間が延びてしまったときや、預けた荷物が目的地に届かない等のトラブルのときに対応できます。

③ 移動中は水分を取ってゆったり

自動車やバス、電車、飛行機などで長時間の移動をするときは、十分に水分補給を行い、脱水にならないよう注意します。脱水の状態で長時間同じ姿勢で座っていると、足の静脈に血栓ができてしまう深部静脈血栓症を起こしてしまうことがあります。こまめに水分を取り、歩く時間をつくる、足の指や足首を動かす運動をする、足を組まないようにする、ゆったりとした服を着る、アルコールを控えるなどの対策をとりましょう。移動中の間食の取りすぎにも注意しましょう。

④ 脂肪・糖質に偏らない食事バランス

航空会社や旅館、ホテルによっては、事前に予約をしておくと糖尿病食を提供してくれるところもあります。家族や友だちと同じ食事を食べるときは、バランスに気をつけ、脂肪、糖質にかたよらないよう量を調整します。

糖尿病の飲み薬や注射薬を使用している場合、前日に食べすぎたからといって翌日の食事で極端に糖質を減らしてしまうと、低血糖を起こしてしまうことがありますので注意しましょう。

⑤薬を飲む時間に注意

旅行中も、薬の内服や注射薬は怠らないようにしましょう。海外旅行で時差がある場合も、食前の飲み薬やインスリン（速効型または超速効型インスリン）はそのまま食事の前に内服、皮下注射をします。

飛行機の場合、機内食が来るまでに時間がかかることがありますが、目の前に食事が来てから内服、皮下注射をします。あらかじめ航空会社へ機内食が提供される時間を確認しておくと、飲み薬や注射薬のタイミングを計画しておくことができます。

1日1回の飲み薬や作用時間の長い持効型インスリン、GLP1受容体作動薬などの注射薬は、おおよそ24時間おきに内服、皮下注射をします。

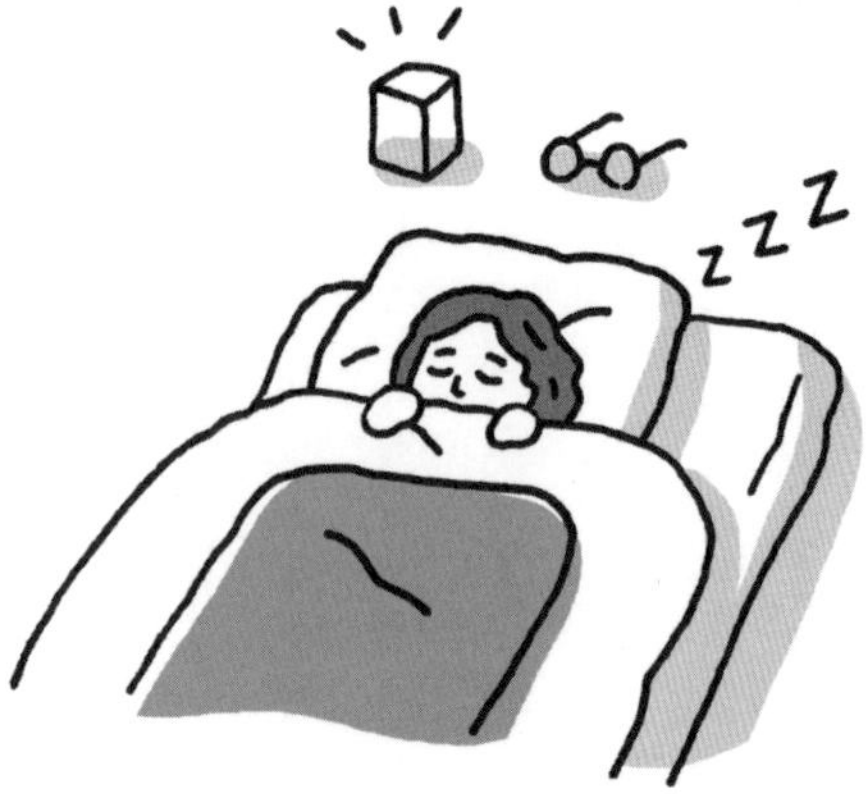

⑥体調管理と靴擦れ対策

旅行中は無理をせず、休息、睡眠時間をしっかり取りましょう。

糖尿病の患者さんは、足の血流障害や抵抗力の低下から、靴擦れが潰瘍、足壊疽へ進行してしまうことがあります。旅行中は普段より歩く距離が長くなることもありますので、必ず履き慣れた靴を履いていきましょう。靴擦れができてしまった場合は流水できれいに洗い、清潔なガーゼや絆創膏で保護をします。マメができてしまった場合も潰さずに流水で洗い、清潔なガーゼなどで保護します。

⑦普段より血糖値が上がりやすいシックデイのときは…

感染や発熱、外傷などによる体調不良で食事ができない状態のことを、シックデイといいます。

シックデイは普段よりも血糖値が上がりやすく、高血糖による重篤な状態になることがあります。旅行中でも安静にして十分に水分を取り、お粥やうどんなどで糖質を取ります。

糖尿病の飲み薬や注射薬を使用している場合は、薬の種類により量の調整が必要になる場合がありますので、主治医に相談しておくとよいでしょう。自己判断で飲み薬や注射薬を中断せず、自己血糖測定器を持参している場合はこまめに血糖値の自己測定を行います。

旅行中に嘔吐・下痢が止まらないときや、38度以上の発熱が続くとき、食事が24時間以上取れないとき、血糖値350mg/dl以上が続くとき、意識の状態が悪いときは医療機関へ連絡し受診をしましょう。

以上の点に気をつけて、存分に旅行を楽しみましょう。

18

関節リウマチの患者さんの注意点は「カキクケコ」

リウマチ・膠原病科
萩原清文

関節リウマチの患者さんに、日常生活上の注意点についてお話しするときに、

「かきくけこ」

という頭文字で説明することがあります。それは、

か：感染を防止しましょう
き：禁煙しましょう
く：苦しかったらすぐに受診しましょう

け：健康診断を受けましょう

こ：転ばないように気をつけましょう

というものです（初出：健康百科「関節リウマチ」『JRひがし』2015年10月号34頁）。

この章では、関節リウマチの患者さんが、旅行という非日常体験をされる際の注意点について、あらためて「カキクケコ」の頭文字でまとめました。

カ：感染を予防しましょう
――マスクして　うがい　手洗い　よく眠る

ウイルスや細菌などの病原体に抵抗する反応を「免疫反応」と呼ぶことは皆さんもよくご存じでしょう。そして、関節リウマチに対して使われる薬の多くは、この免疫反応を抑える作用があります。ですから、そのような薬を飲んでいる患者さんは、感染症の予防対策をとることが大切になります。

具体的に何をするべきかは簡単です。列車や飛行機の中、あるいは人ごみの多い駅や飛行場ではマスクをすること、そしてうがいと手洗いをこまめにすることです。消毒成分の含まれたウェットティッシュや携帯用の消毒液などで手指をこまめに消毒することもよいことです。

疲れて旅の途中で風邪をひいた、ということにならないためにも、無理な旅行計画は立てず、ゆとりを持って行動しましょう。また旅先では十分な睡眠をとることも大切です。

なお、風邪をひいたときに無理をして旅行をすると、風邪をこじらせて肺炎などの重症な病態に至ることが多々ありますので、体調の悪いときは旅行の予定を延期することも必要です。

キ：キャリーバッグに全体重をかけない

足腰が悪くて車いすを活用されている患者さんの旅行については、前編11章（95〜100頁）に詳しく書かれていますのでご参照ください。足元に自信のある患者さんにおいても、慣れない土地での歩行となりますので、荷物はリュックサックに入れて両手を自由にして、杖を使うというスタイルがベストです。

荷物が多い場合にはキャリーバッグを使うこともやむをえないと思いますが、手首や指の関節に負担のかからないように、こまめに休息をとりながら歩くことを意識してください。

また、キャリーバッグを杖の代わりにして全体重をかけるのは危険です。転んで骨折をしたら旅行どころではなくなります。キャリーバッグの取り扱い説明書をもう一度見直しておきましょう。

大きな荷物をあらかじめ自宅から旅先へ、そして旅先から自宅へ送ることが可能であればできるだけそのようにして、原則は「リュックサックに杖」というスタイルで、少しでも関節に負担をかけないようにしていただきたいと思います。

ク：薬は手帳とご一緒に

関節リウマチの患者さんの多くは、朝食後～昼食後～夕食後と定期的に飲む薬

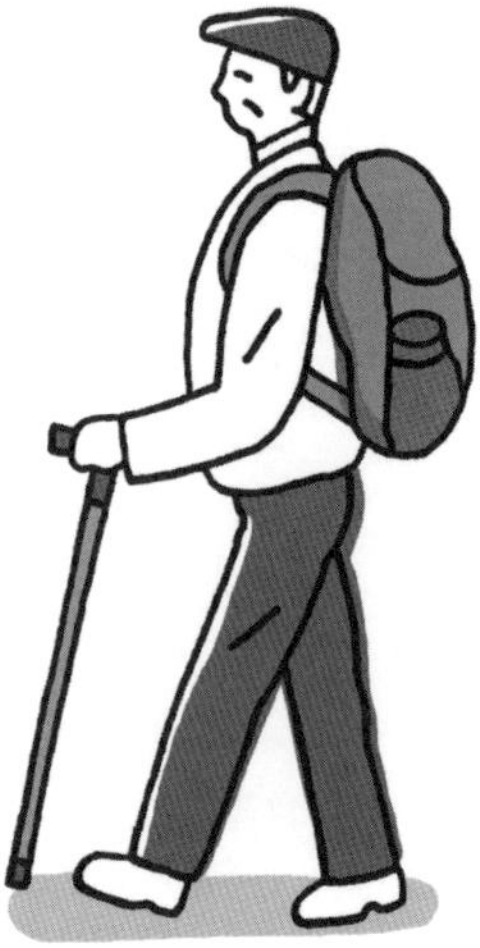

（常用薬）と、痛いときだけ臨時に飲む薬（頓服《とんぷく》薬）を処方されていることでしょう。常用薬の飲み方もさまざまで、毎食後に定期的に飲む薬だけでなく、朝起きたときに飲んでしばらく横にならない薬や、週に1回だけ飲む薬などがあります。薬が途切れると病気が悪化してしまうため、薬を忘れないように注意してください。

旅先に薬を忘れないことはもちろんですが、お薬手帳を忘れずにお持ちください。旅行先で万が一にも具合が悪くなり、医療機関に行くことがあった場合には、お薬手帳を担当医に見せることで、適切な判断と対応をしてもらうことにつながります。

自分で注射をする薬剤を処方されている方は、主治医と旅行計画についてよく相談してください。注射薬の保管・保冷方法については、各製薬会社が作成したパンフレットに詳しいため、よく読み直し、そのパンフレットを手元に置いておくとよいでしょう。

ケ：頸《けい》椎《つい》カラーが守る安心

関節リウマチでは多くの関節が痛みますが、首の骨（頸椎）にも病変が現れることがあります。1番目の頸椎と2番目の頸椎がずれる「環軸椎亜脱臼《かんじくついあだっきゅう》」と呼ばれる病変です。

このような首の病変がある患者さんは、旅行に際してはカラーを装着してください。列車の急停止や飛行機の着陸時などでふとした衝撃を受けたときに、ずれた頸椎がさらにずれて、延髄（呼吸と循環の中枢）を圧迫することで、心肺停止という最悪の事態を来してしまうことがあるからです。とてもこわい話ですが、安心で楽しい旅行を実現するためにも大切な話です。

コ：こまめに動いてこわばり防止

関節リウマチの症状のひとつとして、「朝のこわばり」は多くの患者さんが経験されます。それは、朝起きたときに関節を動かしづらく、時間が経つとだんだんと動かせるようになる症状です。

「こわばり」の症状は朝起きたときだけに限らず、同じ姿勢でじっとしているだけでも起こりえます。ですから乗り物での移動中の間は、同じ姿勢で座っていることを避け、ときどき足踏みをしたり背伸びをするなど、体をこまめに動かしてください。そのようにすることで、前編12章（101〜107頁）でも解説されているエコノミークラス症候群を予防することもできます。なお、頸椎の病変のある患者さんは、頸椎を動かさないように気をつけてください。

無理をしないでリラックス

この章（あるいはこの本書全体）のスローガンはこのひと言に尽きます。リラックスすることで関節炎が楽になることがあることは、科学的な論文でもいくつか報告されています。無理のない旅行で心身ともにリラックスすることは、好ましいことといえます。

ゆとりのある旅行計画を立てるためにも、主治医とよく相談してください。また、旅行先で万が一にも体調が不良となった場合には、すぐに医療機関で診察を受けてください。

お説教じみた話ばかりになってしまいましたが、無理のないリラックスした旅行は病気を快方に向かわせることでしょう。楽しい旅行となりますように。

19

めまいで悩む人の旅行ポイント

耳鼻咽喉科
鴨頭 輝
石本晋一

めまいが発症する病気

めまいでお悩みの方に「旅行に行ってもいいですか?」「新幹線や飛行機に乗ってもいいですか?」という質問を受けることがよくあります。とくに持病にめまいのある方は、心配で旅行を控えているということも多いようです。また、一緒に同行した仲間に迷惑がかかってしまうと配慮して、旅行を控えたりする方も多いのではないでしょうか。

持病にめまいを持っている方の多くは、①メニエール病の方、②めまいを伴う突発性難聴・前庭神経炎という、片側もしくは両側の三半規管のバランスの機能が低下あるいは消失している方、③脳梗塞の後遺症でめまいを有する方、が多いようです。

メニエール病の方は、普段はめまいはありませんが、環境の変化やストレスでめまいが起きます。一方、三半規管のバランスが低下（消失）している方や脳梗塞でめまいの生じた方は、多くの場合、普段からめまいがあるという違いがあります。

今回は、メニエール病の方への旅のアドバイスをします。

メニエール病とは

メニエール病の方は、普段めまいがないときは、日常生活を問題なく過ごすことができます。しかし、いったんめまいの発作が起きると、ふわふわしたり、まわりがグルグルと回転する感覚で気持ちが悪くなり、冷や汗をかいたり吐き気で動けなくなったりします。この状態が数十分から数日の間続きます。

さらに、片耳の耳閉感、難聴、耳鳴りのほか、頭痛などを伴うことがあります。めまいの前兆として片耳の耳閉感や耳鳴りが生じた後にめまい発作が起きる方もいます。

この病気の原因は、ストレス、天気の変化（低気圧など）、夜更かし、睡眠不足、食生活の乱れ、塩分の取りすぎなどが原因と考えられていますが、現在でも不明な点が多いです。

鉄道、バス、飛行機、車での移動で気をつけたいこと

列車やバスなどの交通機関で長時間揺られると、めまいを起こすことがあります。とくに、めまいの発作から間もない時期では、めまいを再度起こす可能性が高いので、旅行の前には、めまいの状態と旅行の行程について、主治医と相談するのがよいでしょう。

飛行機に乗った場合は、気圧の変化によってめまいの発作が起きることがあります。事前にメニエール病の薬を内服したり、めまいを抑える薬（トラベルミン

等）をすぐ飲めるように準備しておくのがよいでしょう。

飛行機では、離陸時や着陸時の気圧の変化によって、耳に負荷がかかり中耳炎になることがあります。とくに、風邪で鼻水が出るときや、花粉症で鼻詰まりがある時期は、飛行機に乗った後から耳閉感や難聴が続いたり、耳が痛くなったりすることがあります。なかなか治らない場合は、めまいがなくても、早めに耳鼻科を受診することをおすすめします。

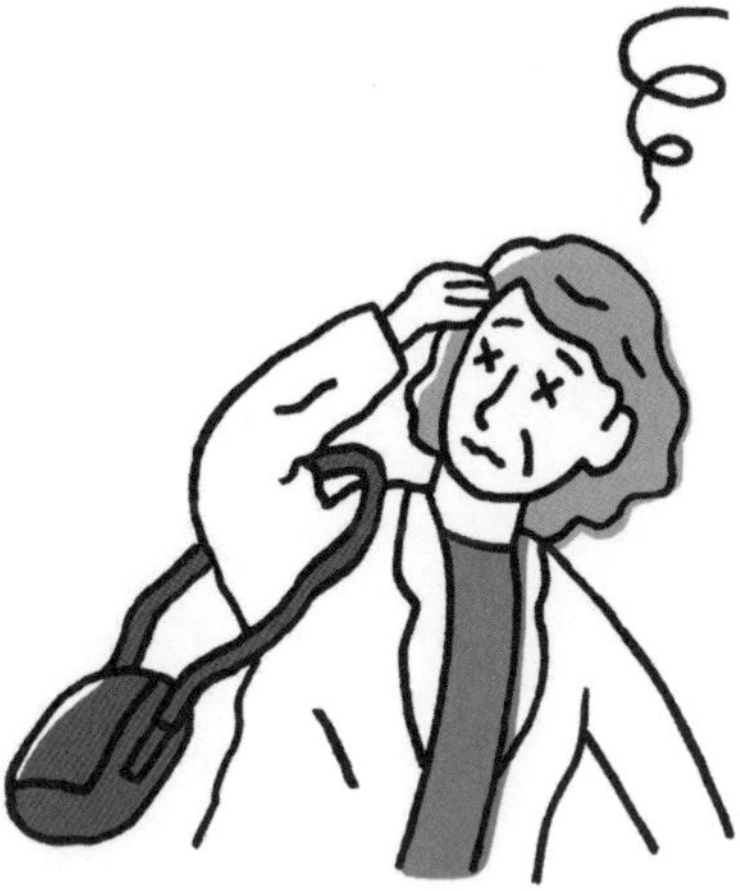

旅行中に自動車を運転する場合はどうでしょうか。めまいの発作がなければ運転しても問題はありませんが、長時間の運転はストレスとなり、めまいの発作の原因となることがあります。長時間の運転は避けて、頻回に休憩をとったり、ドライバーを交替して余裕を持った運転計画を立てるようにしましょう。

塩分とアルコールの取りすぎはだめ

旅行の楽しみのひとつは、旅先での特産物の食事を楽しんだり、名酒を味わうことではないでしょうか。おいしい食事でついつい暴飲暴食をしたり、気の合う仲間と深夜まで酒を酌み交わすこともあるかもしれません。

塩分の取りすぎや過度のアルコール摂取は、めまいの発作の原因となることがあります。また、アルコールは神経を麻痺させる作用があるので、摂取量によってはふらつきが出ることがあります。楽しい旅行にするためにも、塩辛いものを食べすぎたり、お酒を飲みすぎたり、夜遅くまで起きたりすることは避けたほうがよいでしょう。

運動もやりすぎては…

ゴルフやレジャーで旅行に行かれることも多いのではないでしょうか。適度な運動はメニエール病の予防となりますが、過度な運動はストレスとなり、めまいの発作の原因となりますので、長時間の運動は避けたほうがよいでしょう。また、耳閉感や耳鳴りなど、めまいの発作の前兆があるようなときは避けましょう。

ダイビングは水圧の変化が大きく、めまいの発作の原因となることがありますし、水中でめまいの発作が起きると、上下感覚がわからなくなって溺れてしまうことがあるといわれていますので、注意が必要です。

めまいの前兆を感じたときは

メニエール病のめまいの発作が安定している場合でも、継続して薬を処方されている場合は、中断した場合にめまいの発作が再度起きる場合があります。薬は忘れずに持参して服用し、水分摂取を指示されている場合も、忘れずに行ってください。

めまいの発作の前に耳鳴り（キーン・ボーなど）が起きるという方や、めまいの前兆を感じるという方がいるでしょう。旅行中にそのような症状が起きた場合は、周囲の人に、メニエール病であり、めまいは数時間で治まることが多いことを伝えて、無理せずに、横になって休んでください。

めまいの発作が起きたときは慌てずに、ゆっくり休息を取ってください。吐き気がひどいときは、食事を取っても吐いてしまうことが多いので、水分は取った上でめまいの発作が治まるまで待ちましょう。

ただし、いつものめまいの発作と違う、しびれる、手が動かない、頭痛がひどい、目の前が真っ暗になるといった症状がある場合や、いつもに比べてめまいの発作の時間が長いという場合は、脳梗塞等の可能性もありますので旅先の医療機関を受診しましょう。

同伴者には説明しておく

楽しい旅行に水を差してしまうのではないか、次回から旅行に誘われないのではないかと心配して、病気のあることを友人には隠しておきたいという意識が働く方も多いのではないでしょうか。

友人たちに隠していると、ついついお酒をすすめられたり、旅行の日程も過密になったりするかもしれません。さらに、メニエール病の前兆を自覚しても、我慢してしまい、困ったときになかなか助けを求めることができなくて、いよいよめまいと吐き気で動けなくなって救急車を要請するという、最悪の状況にならないように、事前に同伴者には説明しておくことをおすすめいたします。

ストレスの解消・気分転換のために旅行に行かれることが多いと思いますが、過度な予定は逆にストレスとなり、羽目を外しすぎて夜更かしや暴飲暴食することは、めまいの発作の原因となることがありますのでご注意ください。ゆとりを持った予定で旅行を楽しんでください。

20

旅行中は発作が出やすい？　喘息のトラブル対策

呼吸器内科
山田嘉仁
福岡みずき

中高年で発症する人が多い成人喘息

持病として喘息がある人は、どのようなことに注意して旅行すればいいでしょうか？　行き先はどこでも大丈夫でしょうか？　目的地に向かうまでの乗り物、宿泊先で気をつけることとは？

気管支喘息の患者さんは、平成26年の厚生労働省の統計では、117万人にも及んでいます。小児喘息の有病率は約7％、成人喘息は約4％と推察され、年々増加傾向にあり、この30年で約3倍に増加したともいわれる国民病のひとつです。

年齢別総患者数（次頁）を見ると、小児期、思春期までに患者数のピークがあります。小児喘息の患者さんは、成長に従い3分の1は治癒、3分の1はいったん軽快しますが成人になってから再発、3分の1は引き続いて成人後も喘息が継続、という割合で経過します。

また、成人になって初めて症状が出る成人発症喘息は、成人喘息全体の70〜80％を占め、そのうち40〜60歳代の中高年での発症が60％以上を占めています。

近年の喘息治療薬の進歩（吸入薬の普及）により、重症喘息、喘息死は減少してきましたが、成人は小児に比べて慢性化、重症化しやすいといわれています。旅行中においても軽視してはなりません。

アトピー型と非アトピー型

病型は、小児喘息の大半（70〜90％）はダニなどを原因アレルゲンとするアトピー型喘息ですが、成人喘息では非アトピー型が多くなります。

喘息の年齢別患者数

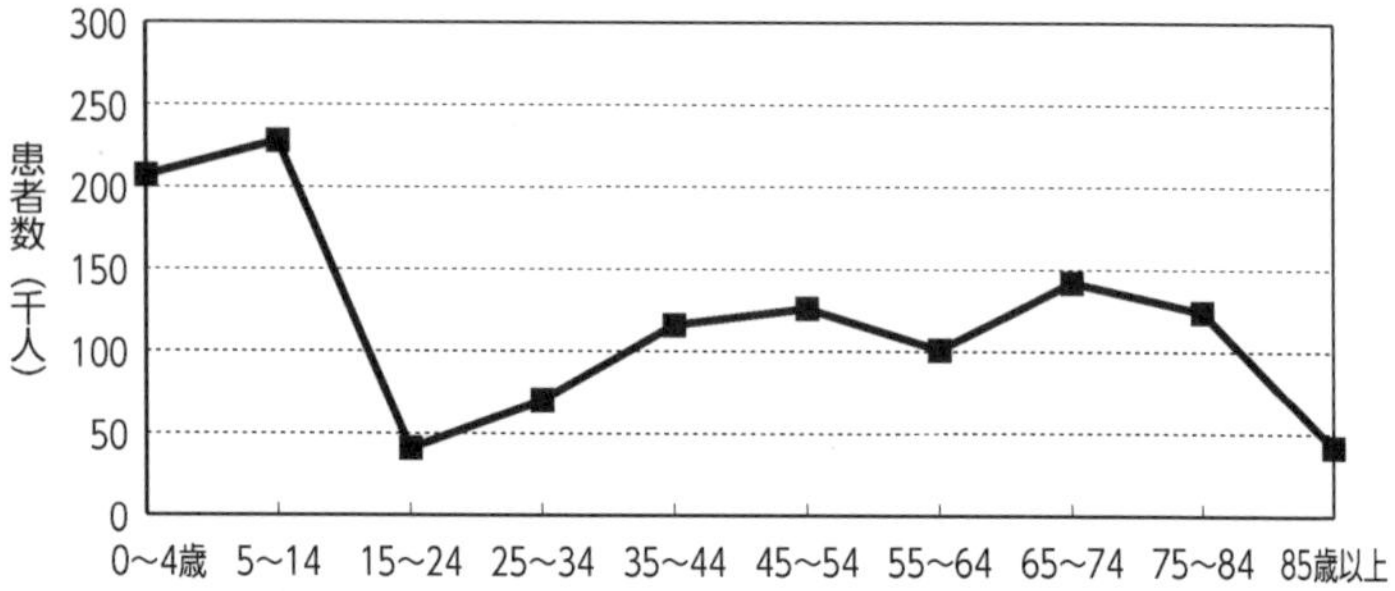

（平成26年厚生労働省資料より編集部作成）

非アトピー型の喘息は、アトピー体質の素因はありませんが、ほかのなんらかの遺伝的素因が関係していると推測されています。採血してアレルゲンを調べても、特異的IgE検査が陰性のことが多いタイプです。

発作を誘発するいつもと違う環境

旅行中は、日常生活と異なった環境で生活するため、発作を起こす可能性が高くなることに留意しなければなりません。

アトピー型喘息のアレルゲンとして注意すべきは、ハウスダストとダニ。ダニは、密閉された室内、冷暖房化、カーペットの多用、大掃除がないこと、窓の開閉が少ないこと、などにより増加するといわれています。

旅行先の宿泊施設によっては、このような環境である可能性があります。また、寝具は室内で最もダニに汚染されている場所ですので、自宅以外の布団により鼻炎、喘息などのアレルギー発作が誘発されることはよくあります。

非アトピー型喘息の患者さんでは、タバコの煙、温度差、運動、天候、アルコール、香料、薬（解熱鎮痛剤など）で発作が誘発されるとされています。飛行機の機内や、ホテルの室内などは乾燥しており、それが喘息発作の誘因となることもあるようです。花火、温泉の硫黄臭が誘因となるという報告もあります。旅先では、普段関わらないようなこれらの誘発因子と接する機会も増えるでしょう。

さらに、環境変化により、風邪をひきやすくなります。風邪は万病のもと、とはいいますが、ウイルス感染により喘息発作が誘発されます。

風邪の予防は、手洗いうがい、マスクの使用に限ります。ストレスも万病のもと、喘息発作のきっかけとなります。インフルエンザの流行期は、必ず予防接種を受けましょう。

楽しい旅行にするために、予定は欲張らず、無理は禁物です。

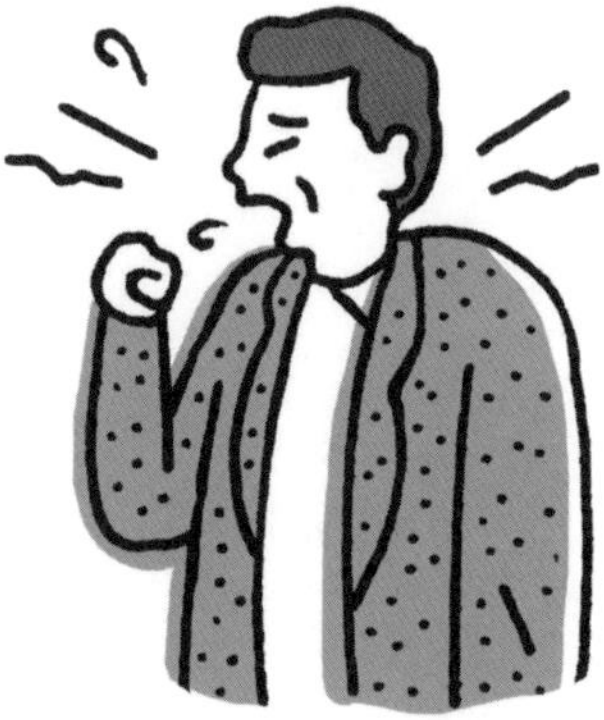

発作が止まらない場合は？

旅行に備えて、常用薬（コントローラー、毎日使用するもの）を日数分よりも多めに準備しましょう。旅行中も忘れずに、決まった時間で吸入し、お薬を飲むことはもちろんです。

しかし、上記のような影響がありますから、もし喘息発作が出てしまったらどうしたらよいでしょうか。あらかじめ、発作が起きたときのお薬（レリーバー）をかかりつけ医に処方しておいてもらうとよいでしょう。

まずはレリーバーを吸入し、発作が止まるか経過を見ます。治まらない場合には、近くの病院で診察を受けることになります。

旅行先近くの病院を前もって下調べしておくと安心です。その際には、必ずお薬手帳を持参してください。喘息の発作に限らず、予期せぬ他の病気やけがで、旅行先の病院にかかる際にも、現在の治療内容は必須です。薬のアレルギーがある方は、その情報も必要となります。

かかりつけ医に相談してから出発

気管支喘息は、普段のコントロールをよくしておけば、健康な人と変わらない日常生活を送ることができる病気であり、それが治療の目標とされているところでもあります。

旅行に行けないとか、行ってはいけない場所はないと考えられますが、上記のような変化が起こることに注意して、旅行を楽しんでください。わからないことは、かかりつけ医に質問してから出発してください。

21

シニア喫煙者が突然胸の痛みを感じたら、「気胸」？

呼吸器外科
田中真人

突然やってくる胸の痛み

J氏は若い頃から毎年会社の健診を受けるなかで、胸部レントゲン写真で肺気腫疑いを指摘されてきました。でも、とくに息切れすることもなく、他の検査での異常を指摘されたことはありませんでした。

健診結果のコメント欄に唯一記載されるのは「禁煙のすすめ」です。しかし、これがなかなか実行できず、タバコは20歳の頃から毎日一箱吸っています。休日はゴルフ三昧でプレイが終わったあとのタバコはとてもおいしく、日頃から体力面には自信があります。60歳で定年退職した後も体力が落ちないように毎日ウォーキングをし、最近ではタバコも加熱式タバコに変えました。

今日は、久しぶりに仲間たちと富士山のご来光を楽しみに山登りをしています。前日夕方に山小屋へ入り、数時間の仮眠をとって今朝は2時頃から起きて出発しました。寒いけど空気がとてもおいしく感じられます。山頂へは、あと1時間くらいで到着予定です。

下界を眺めながら一服したら最高に気分がいいだろうなと思って、歩く速度を少し早めようとしたときです。突然左胸が痛くなりました。

肺がぺしゃんこに潰れている

左胸の背中側がチクチクしていましたが、（急ぎすぎただけだから、少しスピードを落とせばすぐに治るだろう）と思って我慢しながら歩きました。でも、徐々に息切れがしてきて歩くのがつらくなったので、すぐ近くの山道に座り込みました。

同じように山登りしていた他のグループのなかに、R氏という医師がいました。上着の胸元をゆるめて少し荒い呼吸をしているJ氏に近寄り、その左胸が吸気時に凹むのを見て、R氏が言いました。

「J氏は左気胸を起こしていますね。かなりひどいので、これ以上の登山はおすすめしません。すぐに下山しましょう」

友人たちに両肩を支えられながらJ氏は山小屋まで下山し、待機していた救急車で救急搬送されました。搬送された病院の救急センターで、早速胸部レントゲン写真が撮影されました。その結果、左肺がぺしゃんこに潰れている左気胸の診断が下され、胸の中にチューブを挿入する処置（胸腔ドレーンの留置）をされて入院となりました。

「もうちょっとで一服しながらご来光を楽しめたのに、ついていないないな」

とJ氏は登山仲間にこぼしました。たまたま居合わせたR氏の適切な判断がなかったら一大事に至った可能性が大きいのに…、と仲間たちは苦笑するしかありません。

喫煙者の気胸は、症状がより悪いパターンに

皆さんは「気胸」という病気をご存じでしょうか？　気胸には大きく分けると原発性気胸と続発性気胸があります。

原発性気胸は10代後半の痩せた男性に多く、これはブラと呼ばれる肺の表面にできた小さな袋が突然破れて肺がしぼむ疾患です。しぼみ方が軽いときは自然に治る場合もありますが、肺がぺしゃんこに潰れてしまったら胸腔ドレーンの留置が必要になります。また、ブラを切除するような胸腔鏡手術を受けないと治らないときもあります。

一方、続発性気胸には、次の二つがあります。

①慢性気管支炎や肺気腫といった、慢性閉塞性肺疾患（ＣＯＰＤ）と呼ばれる疾患が基礎にあって、ブラが破れるパターン

②嚢胞性線維症、喘息、サルコイドーシス、肺膿瘍、結核、エイズ関連肺炎などの疾患に合併するパターン

今回のJ氏のような60歳以上のシニア世代で喫煙者の方の気胸は、①の「COPDに発症した続発性気胸」に該当します。続発性気胸は、原発性気胸と比較すると症状も治療成績も不良です。

続発性気胸の治療は、まず①安静を保って経過観察、②胸腔ドレーンの留置、のどちらかですが、②の治療で数日経過しても改善しなければ、③胸腔ドレーンから癒着剤の注入、④胸腔鏡手術、があります。

①や②で治ればいいのですが、③は肺に空いている穴の周囲にちょうどいい具合に薬の効果が及ぶか不確実です。薬が注入されて数日間の経過を見ないと結果を予測できませんし、痛みと発熱を伴うことがほとんどです。また、もし治療効果がなくて④の手術になった場合には、不必要な部位に生じた癒着が手術に支障を来すこともあります。

進化している「胸腔鏡手術」

原発性気胸の患者さんにも同じような説明をしていますが、①や②の治療では再発率は25〜30％といわれていますが、これを胸腔鏡手術なら5％以下に下げることが可能です。

胸腔鏡手術は、胸に大きな傷をつけて直接患部を見るのではなく、小さな傷をつけてそこから手術の機械を挿入し、カメラを通してモニターを見ながら行うものです。

日本に広まって約25年になりますが、当初と比べると使用する手術器具の進歩は目を見張るものがあります。現在使用しているカメラはとても細く軽量となり、画像もハイビジョンだけでなく3D対応可能となりました。また最近ではロボットを使って胸腔鏡手術が行われるようになり、従来の開胸手術と比べてより安全で術後の痛みがより少ない低侵襲手術となっています。

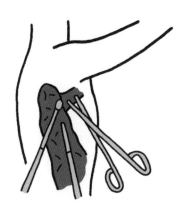

初回の胸腔鏡手術であれば、傷は側胸部に

数ミリから1センチ大のものが計3個なので、美容的にも目立ちません。手術は全身麻酔で行われますが、手術時間は、ブラを切除して再発防止の処置をし、術後管理のための胸腔ドレーンを留置して、約1時間前後になります。通常なら、術翌日に胸腔ドレーンが抜けて、術翌々日には退院可能となる方がほとんどです。

若い頃からの喫煙者は呼吸機能検査を

COPDを指摘されたことがあるシニア世代の方には、まず禁煙をおすすめしています。悪化していくことを避けるため、インフルエンザや肺炎球菌ワクチンの接種も日頃から心がけてほしいところです。さらに症状によっては気管支拡張薬の内服や吸入も必要となります。また、症状がなくても若い頃からの喫煙者の方は、呼吸機能検査を受けられるとよいでしょう。

COPDの治療中の方だけでなく、旅先で突然の呼吸困難感と胸痛を自覚し、徐々にその症状が悪化するような方は、気胸を発症した可能性があります。至急医療機関を受診し、胸部レントゲン撮影を受けてください。吸入薬は一時的に呼吸困難感を改善するかもしれませんが、根本的な治療にはなりません。

通常の気胸は、1枚の胸部レントゲン写真があれば確実に診断がつきます。ごく軽微な気胸ではレントゲン写真での指摘が困難な場合もありますが、こういうケースはとても少なく、また胸部CT検査を受ければ見逃されることはありません。

安静にすることだけで気胸が治るか、胸腔ドレーンまたは胸腔鏡手術が必要かどうかはケースバイケースですが、患者さんが少しでも早く通常の生活に戻れるような治療を受けられるのが一番です。お困りの際はご相談ください。

22

メンタルヘルス疾患にプラス作用となる旅へ

メンタルヘルス・精神科
神尾 聡

旅行前と旅行中に大事なことを

旅にはストレスを軽減し、気分をリフレッシュさせる効果があることは、皆さんもご存じのとおりです。

一方で、メンタルヘルス疾患の場合、精神状態が不安定化してしまうと、回復するには長期的な休養や薬物調整を要することも多いため、旅行を快適に楽しむには、「精神状態の不安定化の予防」と「精神状態が不安定化した場合の早い対応」が重要となります。

そこで旅行前と旅行中に分けて注意することを確認していきます。

「自宅でゆっくり」がいいときも

メンタルヘルス疾患を抱えた人の旅行で注意しなければいけないことは、旅行が気分転換になると思い、調子の悪いときにあえて旅行するような場合です。疾患によっては、調子の悪いときは、気分転換をするよりも、自宅など安心できる環境でゆっくり休みながら薬を調整するほうがいい場合があります。ですので、まず旅行が医療的に見てマイナスにならないか、主治医に確認する必要があります。

旅行中に、精神状態がさらに不安定化した場合の対応や、入眠困難や中途覚醒といった睡眠の問題、不安感が生じた場合の頓服薬についても、主治医に事前確認しておくことが安心感につながります。

精神状態が安定していると思っているときでも、精神状態の不安定化しやすい季節（各自あると思います）は避けることがすすめられますし、メンタルヘルス疾患の特徴として、気圧・気温の変化に影響されやすい人も目立ちます。

ご自身の調子が気圧・気温の変化に左右されやすい場合には、飛行機の利用や、旅行先の気温が居住地の気温と極端に違うときは、注意が必要です。

安心できる旅行会社、ツアーを選ぶ

旅は非日常を楽しむものでもありますが、メンタルヘルス疾患は環境の変化に影響されて、精神状態が不安定化する可能性もある疾患です。

だからといって、環境変化による影響を少なくするために目的地を近場にしてしまうのは、非日常感が薄れてしまい旅の楽しみも半減してしまうため、そこまでする必要はないでしょう。

ただ、以前利用した旅行会社やガイドさんの対応がよかったならば、同じ旅行会社やガイドさんにお願いすることが安心感につながる可能性もあると思います。また、ツアーなどの場合には、調子が優れなくなった場合には別行動にしてもらい、ホテルで休養を取ることができるのかといった精神状態不安定時の対応を確認しておくことも、不安の軽減につながると思われます。

海外旅行の場合、旅行先の国によっては、睡眠剤などの持ち込みが制限されることがありますので、事前に確認しておくほうが無難です。代表的な例としては、アメリカにサイレース（ロヒプノール・フルニトラゼパム）を持ち込むことは禁止されています。

内服薬は規則的に、アルコールとの併用はしない

薬の内服を規則的にということは、主治医の先生からも常に注意されていることと思いますが、とくに安定剤（抗うつ薬、抗精神病薬）は継続的に内服することで効果を発揮する薬です。旅行中であっても規則的な内服を守ってもらうことが必要です。

たとえば、食事は旅行の大きな楽しみです。おいしい食事となれば、特産の地酒やワインなどちょっとした晩酌も楽しみのひとつではあると思います。しかし精神科で処方される向精神薬は、アルコールと相互作用があり、作用の効果発現

が一定でなくなってしまいます。そのため、精神安定剤（抗うつ薬含む）や睡眠剤など、精神科で処方される薬はすべてアルコールとの併用が禁止となっていますので、注意が必要です。

また、規則的な生活が乱れると、調子が悪くなる場合がありますので、なるべく普段と同じ生活リズムを保つことも大切です。時差のある海外旅行はとくに気をつける必要性があります。

とはいっても、旅行中であれば、多少普段の生活とリズムが変わることは仕方がないことですし、睡眠も常に一定なわけではありませんから、神経質になりすぎないことも大事です。

自分の精神状態をチェック

メンタルヘルス疾患の特徴のひとつに、自分の調子が悪くなったことを自覚しにくいことがありますので、睡眠・食欲の様子をバロメーターにするのもひとつの方法です。

いつもよりも食欲がない、もしくは睡眠がよく取れないときは、精神状態が不安定化している可能性を考えてみましょう。家族など、普段の自分をよく知っている人が一緒の旅行であれば、客観的に見た自分の状態を確認してもらうのも、自分では気づきにくい変化を察知する方法です。

旅行中に精神状態の不安定化を自覚した場合、もしくは指摘された場合には、早めに頓服薬の内服や休養を取るといった対応をすることで、さらなる精神状態の不安定化を防ぎ、旅を続けてもらうことが可能となるため、ためらわずに早めの対応を心がけてください。

準備と注意をもって、自分にプラスになる旅行へ

冒頭にも記載しましたように、旅には、ストレスの軽減や気分転換といったメンタルヘルス疾患にプラスとなる作用があります。ここでは旅行前および旅行中に注意することを列挙しましたが、十分な準備・注意をしたうえで、快適な旅行を楽しんでください。

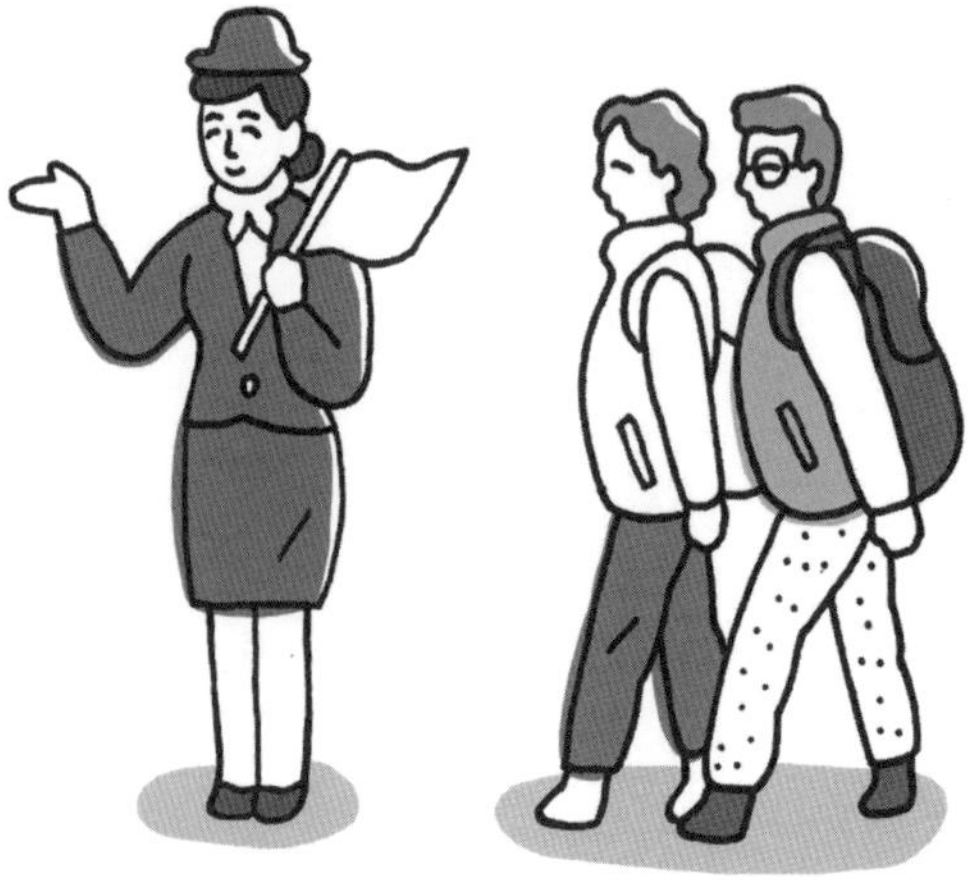

23

がんの手術をした後、旅行に行けますか?

消化器外科
金沢孝満

私の専門領域で、旅をテーマに考えてみると

自分の専門領域と旅についての寄稿をということで話をいただきました。さて、私の専門は消化器外科。気をつけるべき腹痛や出血については消化器内科の領域ですし、何か皆さんに伝えるべきことはあるでしょうか…。

旅行を含めて、普通の生活ができるように手術します

私たち消化器外科医は、日常的に〝がん〟の手術をしています。

大腸癌、胃癌、肝癌、膵臓癌…。最近の統計でも、日本人の2人に1人ががんに罹患し、3人に1人ががんで亡くなるとされています。したがって、日々の生活で、私たちは否が応でもがんの治療に関わる可能性は高いということになります。医療サイドの情報提供不足もあるのですが、いったいどのくらいの方ががんについて正しい知識をお持ちでしょうか。巷にはたくさんの〝誤った〟情報も溢れています。むしろアクセスしやすいのは、口当たりのよい、耳触りのよい、〝誤った〟情報かもしれません。

日常の診療で、術前の説明の際によく聞かれる質問が、「がんの手術をして普通の生活ができるでしょうか?」や「それだけの臓器を取ってしまって、旅行に行けますか?」などの不安です。

手術の大小や、術前にお持ちの既往症など個別に判断しなければなりませんが、基本的に答えはすべて「大丈夫です」。私たち消化器外科医は、旅行も含めた、普通の生活ができるように手術をするのです。

確かに、胃を切除すれば、以前のようにビールをジョッキでグイッと、とか、

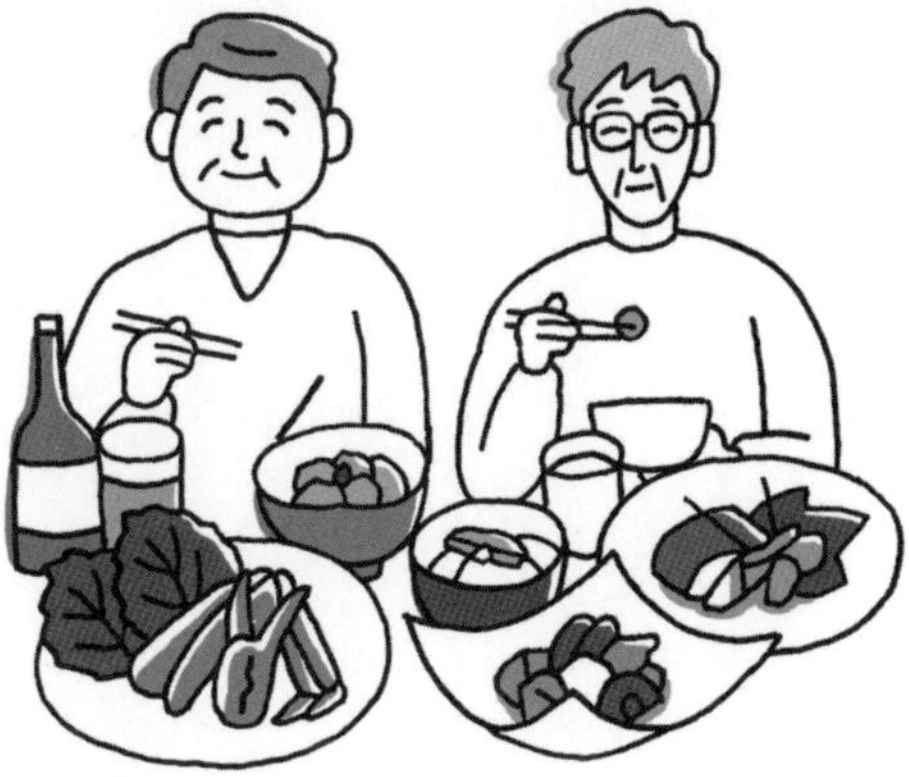

焼き肉をドカ食いというようなことは難しくなりますが（できる方もいます）、それぞれの手術後に適切な注意をすれば、多くの場合、ほぼ術前に近い生活が送れます。よく噛んでもらえれば、どんなものでも食べられますし、ビールもコップでならOKです。

順調に行っても、術後3カ月から半年は体重減少や、思うように体力が回復しないなどの訴えはありますが、その期間を乗り越えると、傍から見たら「本当に手術したの？」と聞かれるぐらいになります。

完全に元どおりではなくても

最近では腹腔鏡を使い、小さな傷で手術をすることも多くなってきましたが、まだまだすべての手術に適応するわけではありません。大きな傷をつくらなければばできない手術もあります。多くの場合、術前の生活に戻れると書きましたが、手術を受ける以上、完全に元どおりに戻れるわけではありません。

たとえば、傷が残ることは手術に不可欠な変化です。術後早期のような鋭い痛みはなくなるものの、天候によってシクシク痛むこともあります。

また、技術の進歩により肛門温存が可能になるケースも増えていますが、肛門に近い直腸癌の場合、やむをえず人工肛門を選択することがあります。しかし人工肛門を選択したとしても、もちろん通常の生活が送れます。飛行機での旅行も、温泉旅行も可能です。繰り返しになりますが、例外的なケースはあるにせよ、大きな手術を受けても通常の生活は可能ですし、旅行を楽しむこともできます。

お医者さんの話を聞き、最善の治療選択を

残念ながら、手術を受けずに時間が経過し、いよいよの差し迫った状態で運ばれてくる患者さんがいます。病気や手術に対する不安や恐怖もその一因でしょう。それらを解消するには…納得いくまで質問し、説明を受けるしかありません。

先述したように、私たち外科医は、きちんとした生活が送れるように、手術をするのです。手術してもおいしいものは食べられるし、行きたいところに行くこともできます。一般的に、〝がん〟〝手術〟のイメージが悪すぎて、真実が伝わりにくい側面があるようです。正しい情報が伝わらず、最善の治療選択ができないとしたら、残念でなりません。

お腹が空いてなければ食事はしない

最後に、消化器の手術を受けた方への旅先を含めた一般的な注意について触れておきます。

空腹は胃腸の良好な運動のバロメーターです。したがって、お腹が空いていないときは決して無理をしないでください。腸の流れが悪い、腸閉塞の兆候であることもあります。水分を十分に取って、空腹を感じるまで待ちましょう。腹八分、いや六分でもかまいません。思い切って1〜2食抜いてもよいでしょう。

腸閉塞では、便、排ガスがなくなります。すなわち毎日便通があり、排ガスがあれば、腸閉塞ではありません。過度の心配は無用です。心配しすぎるとせっかくの旅行も楽しくなくなってしまいます。

極度の緊張や運動不足は腸管運動を妨げます。お腹が張るな、と思ったら、その逆を試してみてください。すなわち、リラックスし、力を抜く、あるいは軽い体操、散歩をするなどです。

また、術後の方は、たまにシクシクとした腹痛を自覚することがあります。術後の変化としてよくあることです。決して焦らず力を抜いてください。数分で消失するなら心配はありません。少し食事を控える程度で、様子を見てかまいません。鋭い痛みが持続する場合のみ医療機関への受診を検討してください。ただし頻度はそれほど高くありません。

消化器外科と旅というテーマから少し脱線しましたが、この小文が、〝大きな手術を受けても旅行ができる〟ということを一人でも多くの人に知ってもらい、術後も生活を楽しんでいただけることに役立てたら幸いに思います。

24 がんなどの悪性腫瘍にかかった患者さんの旅行準備

緩和ケア科
春日高穂

「調子が悪くなった場合」に備えて

ここでは、とくにがんなどの悪性腫瘍で通院・治療されている方が旅行される場合に、心がけてほしい点についてお伝えしたいと思います。

まず強調したいのは、「旅先で調子が悪くなってしまった場合のことを考えておく」ということになります。

せっかくの旅行ですので、家を出てから家に帰ってくるまで万全の体調で楽しんでほしいと思いますが、急に痛みや吐き気が出るなど、突発的な症状がまったく起きないとも限りません。

薬は少し余るくらいを準備

もし今までにもこのような突発的な症状を経験したことがあり、それに対してよく効く薬があれば、ぜひ携帯して行きましょう。大切な点は、症状が出たときにその都度使う薬（いわゆる頓服薬）が十分あるかということです。

決まった時刻に飲む定時（常用）薬は、日数分の処方があれば足りなくなることはありません。しかし頓服薬は必要な量が予測しづらいため、旅先での体調によっては頻繁に使うことで不足してしまうことも考えられます。

とくに医療用麻薬は、救急対応可能な病院で処方できないということはまずないと思いますが、今使っている薬とまっ

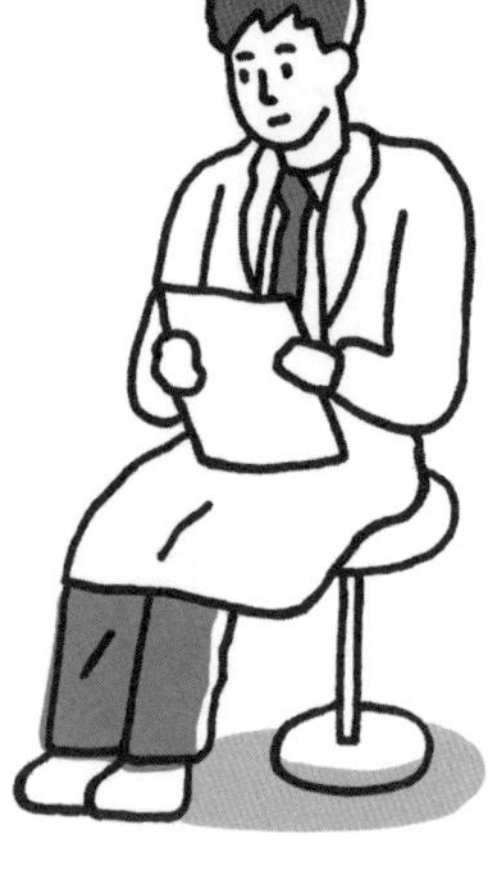

たく同じものがその病院にはないということも考えられます。少し余るくらいの量を準備しておいたほうが安心です。

「診療情報提供書」を持っていく

もうひとつ、あると安心なのが「診療情報提供書」です。

普段かかっている病院の近くで何かあった場合は、救急車もかかりつけの病院に搬送してくれますが、遠方の旅先となるとそうもいきません。もちろん、救急車は救急対応できる病院を探して搬送しますが、その病院にとっては初めての患者さんになりますので、どういう人で、どこでどのような治療を受けているのかはまったくわかりません。

患者さん自らもしくは同伴している人が説明すれば状況はわかりますが、患者さんの具合が悪くて自分で説明できない、代わりに説明してくれる人がいないといった場合は、スムーズな治療判断が非常に難しくなります。

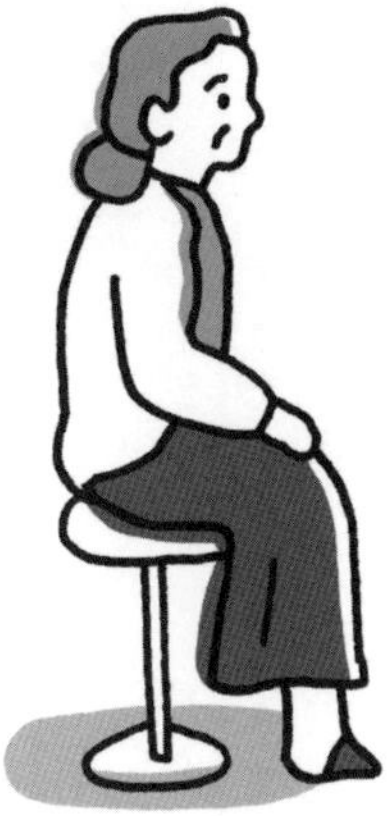

そこで、あらかじめ主治医から診療情報提供書をもらっておけば、少なくとも「今、どの病院で何の病気に対してどのような治療をしているか」という情報は正確に伝えられます。場合によっては、搬送された病院から普段かかっている病院に連絡して、さらに詳しい情報を病院同士でやりとりしてもらうことも可能です。

そのため、紹介先を空欄にした診療情報提供書を携帯しておくと、いざというときに役に立つと思います。

なお、お薬手帳（もしくはそれに類するもの）もあったほうが参考になります。薬そのものを見せるよりも、薬の正確な情報（1個が5ミリグラムか10ミリグラムかなど）や実際の使い方（1日何回、いつ飲むことになっているか）がはっきり伝わります。

海外旅行では薬の持ち出し・持ち込みを確認

さて、最近は国内だけではなく海外に出られる方も増えてきていると思いますので、海外旅行をする際の注意点についても触れておきましょう。

まず、先に述べた診療情報提供書があったほうがよいのは同じですが、主治医に英語で書いてもらう必要があります（英語が通じない病院に運ばれてしまった場合は悩ましいところですが…）。

もうひとつ、国内旅行では問題にならないことが海外旅行で問題になることがあります。それは薬のことです。

日本での出入国で問題になる場合と行き先の国で問題になる場合の二通りがありますが、日本での出入国で問題となる薬は、主に麻薬と向精神薬（睡眠剤・安定剤）になります。

麻薬の場合は量が多い少ないにかかわらず、日本から持ち出し・日本に持ち込みをする場合は必ず「麻薬携帯輸出入許可」を受けなければなりません。その際の手続きとしては、申請者の住所地（入院中の場合は病院の所在地）を管轄する地方厚生（支）局麻薬取締部に、届け出を出して許可を得ることになります（注1）。提出期限は出入国の2週間前までですので、余裕をもって申請しておいたほうがよいでしょう。

向精神薬については「1カ月分を超えない量で」「総量が多くなければ」許可を受ける必要はありません。しかし薬によって認められている総量が異なるので、一度確認しておいたほうがよいかもしれません（注2）。

以上が日本での出入国で注意が必要な薬の説明になりますが、海外では日本と異なる薬物規制をしている国もあります。日本で問題がなかった薬を持ち込んでトラブルが生じる可能性もありますので、各国の在日大使館で、持参する予定の薬が問題ないか確認（注3）しておくと安心です。

海外での治療費に注意

最後は医療費についてです。海外で診療を受けた場合、かかる費用は日本と比べて桁違いに高額になることもあります。ある程度長期で海外に滞在される場合は、万一に備えて海外旅行保険に入ることも検討したほうがよいかもしれません。

なお、日本の公的医療保険は直接は使えませんが、「海外療養費」という制度があり、支払った費用の一部が国から払い戻されることもあります。ただしこの場合は、現地で診察を受けた医師に必要書類を記載してもらう必要があるなどの条件があります（注4）。

万全の準備で安心旅行

「備えあれば憂いなし」といいますが、国内旅行でも海外旅行でも、やはり万全の準備をしたほうがより安心して旅行を楽しめるでしょう。心配事を少しでも減らして、ぜひ満喫してきてください。

注1 詳しくは厚生労働省 地方厚生局 麻薬取締部ホームページ「医療用麻薬の輸入・輸出手続きについて」http://www.ncd.mhlw.go.jp/shinsei5.html
または「麻薬等の携帯輸出入許可申請を行う方へ」で検索。

注2 詳しくは厚生労働省 近畿厚生局ホームページ https://kouseikyoku.mhlw.go.jp/kinki/shinsei/mayaku_torishimari/besshi03.html
または「証明書類の携帯が必要な向精神薬の量」で検索。

注3 詳しくは外務省ホームページ https://www.mofa.go.jp/mofaj/link/emblist/
または「駐日外国公館リスト」で検索。

注4 詳しくは「海外療養費制度」で検索。

25

頻尿にはカイロ、尿路結石の発作も焦らず温める

副院長
泌尿器科
遠藤勝久

楽しい旅を途中で切り上げないためにも

日本は狭い国土でありながら、起伏に富んだ地形から生まれる素晴らしい絶景の多さ、はっきりした四季の存在、数々の歴史上の名所旧跡など、旅をするには最適な国といっていいでしょう。

しかし、そんな日本を旅していても体調が悪くなると、楽しい旅気分も、あっという間にどこかへ飛び去って、気分はグレーになってしまうものです。さらに、知らない土地にいるという心細さから、いっそう気が塞いできます。

25 頻尿にはカイロ、尿路結石の発作も焦らず温める

それどころか、観光地といっても、山の中のように人里離れたところや、長距離の乗り物に乗って行動が制限されているようなところで、頻尿や激しい痛みが出現すると、パニック状態になる人もいます。

こうなると、本人だけでなく、一緒に旅をしている仲間や家族も、旅どころではなくなってしまい、最悪の場合、途中で旅を切り上げて帰宅するなどということになってしまいます。

人は、体調が悪くなると、原因はいったい何だろう、何か重大な病気になったのではないか、などと考えを巡らせます。そして必要以上に悪く考える傾向にあります。これが不安感や焦燥感の原因になるのです。

何か症状が生じても、その原因や症状が生じるしくみが、自分なりに分析できれば、気分はずっと楽になり、旅を途中で切り上げるということもなくなるはずです。

そこで今回、泌尿器科領域からは、中高年の方が日常的によく経験する症状として頻尿（頻回に尿意が生じること）、そして尿路結石を持っている方が最も不

安になる疝痛《せんつう》発作（激しい背部・側腹部痛）についてお話ししようと思います。

多くの中高年が尿意を我慢できなくなることがある

まずは尿道炎や膀胱炎などの、下部尿路の炎症による頻尿以外の頻尿についてお話しします。

頻尿とは、頻回に尿意を催す症状のことで、トイレになかなか行けない状況、例えば長距離の乗り物、とくにトイレが付いていないような長距離バスに乗ったり、自家用車で高速道路を走ったりすることには、とても自信が持てない、という人が結構います。

個人差はありますが、人は膀胱に150～300ccの尿が貯留すると、膀胱壁が伸展し、尿意を感じるようになります。

この程度であれば、若いときには我慢をする余裕があるのですが、中高年になると男性も女性も尿意を感じてから我慢ができなくなるまでの時間的余裕がなくなってきます。これは決してあなただけではなく、中高年のかなりの方が、大なり小なり感じていることです。

温度差や緊張が原因になることも

では頻尿はなぜ起きるのでしょうか。

まず男性も女性も年齢とともに膀胱壁の柔軟性が低下します。そのため、尿が貯留するに従い、膀胱内圧が急に高まり、急激な尿意を感じるのです。

男性では、50歳代以上になると90%の人で、前立腺が肥大してきます。肥大することによって膀胱への刺激が高まり頻尿の原因にもなります。

女性では、男性と異なり、骨盤内の筋力が弱く、また前立腺がないので、男性よりも尿をこらえる能力が低下します。

そして年齢とともに、尿道と膀胱底が直線状になり、尿をこらえる能力がより低

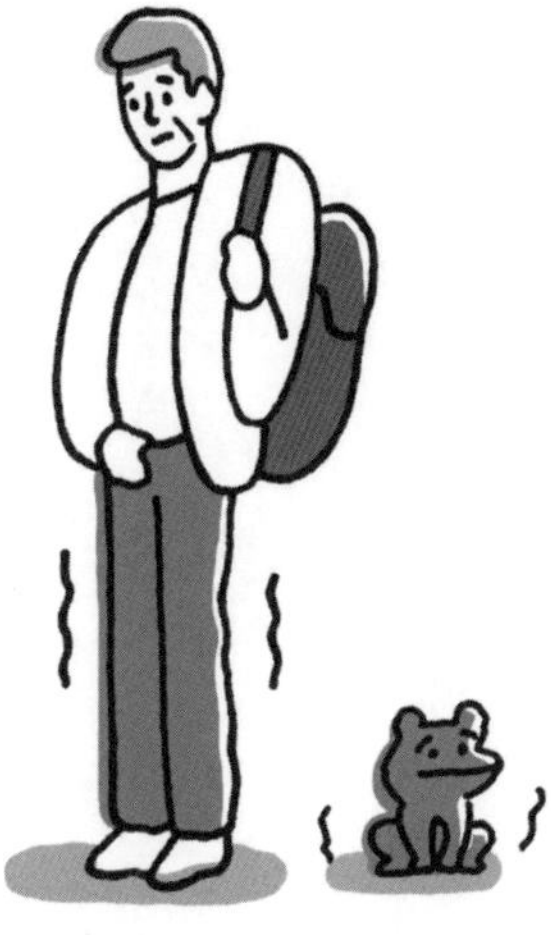

下し、頻尿となるのです。

さらに忘れてならないことは、頻尿は、温度差やそのときの肉体的・精神的緊張も、原因のひとつだということです。

冬場、急に外に出て気温の低い状況に置かれたり（夏でもクーラーの効いた場所は同様です）、急に体に冷たいものが触れたりした場合、膀胱は反射的に収縮を起こします。また肉体的・精神的に緊張を強いられるような状況に置かれたりした場合でも、膀胱は広がりにくくなります。

頻尿に対しては、男性の場合、$\alpha 1$ブロッカー（前立腺肥大症の治療薬で、尿の通り道を拡張させ、頻尿を抑制する効果もあります）などの内服をすすめます。女性の場合は、抗コリン薬（膀胱の収縮を抑制します）や$\beta 3$アドレナリン受容体作動薬（膀胱の拡張を促進します）などの内服をすすめます。

ただし、これらの薬は1回内服したからといって効果が出るものではないので、以前から病院に通院し、内服の継続をしていなければなりません。また内服を継続していても、先に述べた状況に置かれると、頻尿が出現する人は少なくありません。

そこで旅先（とくに長距離の乗り物や車で高速道路を走っているとき）で頻尿が出現したら、まず下腹部の圧迫を取り除き、下腹部や仙骨（お尻の平らな骨）あたりを温めることが大事です。私は患者さんに、夏でも冬でも旅に行く際には、使い捨てカイロを携行することをおすすめしています。これには予防的効果もあります。

尿路結石による激しい痛みの原因は？

中高年の方で、尿路結石の治療を受けている人は決して少なくありません。腎結石や膀胱結石では激しい痛みが出現することはまれですが、とくに尿管（腎臓と膀胱の間にある管状の臓器で、この中を尿が流れます）の中に結石が下降し詰まってしまう尿路結石は、ときに非常に激しい痛み（疝痛発作）を引き起こします。

それではこの痛みはなぜ起きるのでしょうか。

尿管の中を結石が下降してくると、尿管の内側が刺激されます。これによって尿管壁を作っている筋肉が収縮し、結石のある部分の尿管は完全に閉塞してしまい、尿は一時的に流れなくなります。しかし、腎臓は絶えず尿を作るため、腎盂《じんう》（腎臓の内側にある尿の通り道）が拡張して腎臓自体が張ってきます。これが疝痛発作の主な原因です。

発作が起きても焦らずに

尿路結石の人の多くは、通院している病院から抗コリン薬（尿管を柔らかくし拡張させる効果があります）の処方を受けています。尿管が拡張することにより、結石が下降しやすく、尿も流れやすくなり、腎臓の張りが抑制され痛みを予防できるのです。

しかし抗コリン薬を内服していても、疝痛発作は突然に出現することがあります。尿路結石の患者さんは、長距離の乗り物に乗ったときや近くに病院のない場所で発作が起きたらどうしようという恐怖心から、旅をすることを敬遠しがちです。

しかし私は、焦らないようにと患者さんに説明しています。万一発作が起きたら、まず横になって痛い側の腹部・背部の広範囲を温めることが有効です。やけどをしては困りますが、できる限り高温度で温めることが重要です。蒸しタオルや使い捨てカイロを使用して、広範囲に温めます。熱い風呂に入るのも有効です。20～30分くらいで痛みは徐々に治まってくるはずです。温めることによって、収縮していた尿管が速やかに拡張してきますので、尿が流れ始め痛みが取れてくるのです。くどいようですが焦らないことです。

ただしひとつ注意することがあります。それほど頻度は多くありませんが、ときに尿路結石から腎盂腎炎を併発しているような場合（39度前後の高熱を伴います）があります。この際には、温めることは避けて、痛み止めの内服薬や座薬を使用して、できるだけ早めに病院で診療を受けてください。温めると炎症を助長してしまう恐れがあるからです。

それでは、ぜひ、旅をお楽しみください。

おわりに

健康あんしん旅のために、知っておきたいこと

編集部

自分が大丈夫でも同行者になにかあったら

若いときだったら、体力にまかせてちょっと無理した旅行ができたものです。しかし年を重ねて旅に出かけるとなると、自分では大丈夫だと思っていても同行者に何かあるかもしれず、また気づかないうちに自分も弱くなっているところがあるかもしれません。

旅は非日常です。だからこそ楽しいことがある一方で、不安もあります。本書はトラブルが起きたときの対処法について多く書かれていますが、その万が一のときにどうしたらいいかを知っておくことで、安心を得ることができます。

総合病院の各科専門医が執筆、責任者がチェック

本書では25章にわたり、JR東京総合病院の先生方に、さまざまな状況での注意点についてアドバイスをいただきました。お医者さんが書いた本は多々ありますが、本書は、かたよった見解をもった医者が個人的考えで書いた本ではありません。しっかりとした総合病院の各専門家が書き、各科の責任者が目を通した内容となっています。どの先生方も、病気がある、心配があるからといって旅に出ていけない、とは言っていません。旅をぜひ楽しんでもらいたい、そのためにどうしたら、何をしておけば、知っておけばいいかを教えてくださいました。

そして、人それぞれ具体的な対処は違いますが、共通していえるシニア旅行のコツを、今回この本をまとめるにあたり、窓口になってくださった萩原清文先生（リウマチ・膠原病科）が教えてくださいました。それは「無理をしないでリラックス」。欲張ることなく、いい旅にするために、このキーワードもぜひ読者の皆さんに覚えておいてもらいたい言葉です。

列車旅で知っておきたいこと

さて、いざというときはこうして医療のプロフェッショナルの方々に頼ることになりますが、最後に、列車旅における知っておくと便利なことを紹介します。

まずはどこへ移動するにしても、たとえば駅にしても、時間に余裕をもって行動しましょう。車いすのことについて詳しくは、11章にて田中清和先生からアドバイスをいただいていますが、安全・安心に利用するため、駅によっては事前の連絡が必要なところがあります。駅のご連絡の要否については以下サイトで確認しておくといいでしょう。このサイトでは、鉄道駅だけでなく、バスや飛行機、船といった交通全般における、バリアフリーでの移動経路やトイレなどの施設情報も出ています。

「らくらくおでかけネット」交通エコロジー・モビリティ財団

http://www.ecomo-rakuraku.jp/rakuraku/index

『JR時刻表』では、「車いす対応座席をご利用の場合のお申込み方法」についても掲載しています。「編成表」のページでは、車いす対応座席の位置がわかり、「主な車両の席番配置図」では、身障者用トイレの位置も記載されています。

そのほか車いすに限らず、交通機関の各社ホームページでもこうした案内が出ている場合も多く、事前に調べておくといいでしょう。JR時刻表でも大きな駅は構内図が出ており、施設・設備の場所を知っておくと安心です。

また、具合が悪くなった際には、躊躇せずに駅や車内の係員に声をかけましょう。首都圏では鉄道事業者が連携し、私たちが安全かつ安心して駅等の施設を利用できるよう、困っている人へ社員が積極的に声をかける、また困っている人に対して助け合いの協力を呼びかける「声かけ・サポート」運動も実施しています。

先述の田中先生の章では「日本の社会では、(中略)『心のバリアフリー』が浸透していないように感じます」という言葉がありました。心のバリアフリーも広がり、より多くの人が「健康あんしん旅」ができるようになることを祈っています。

著・監修　JR東京総合病院

1911年に鉄道院職員救済組合の事業として開設。
1987年の国鉄民営化に伴い、東日本旅客鉄道株式会社の直営病院となり、
1988年に現在の名称となる。現在は社員以外に一般の方々にも開かれた
総合病院として、日々の診療及び健康管理に精力的に取り組んでいる。

ホームページ
http://www.jreast.co.jp/hospital/index.html/
☎ 03・3320・2210

シニア世代へ25のアドバイス
医師が教える！
健康あんしん旅

2018年12月14日　第1刷発行

著・監修　JR東京総合病院

ブックデザイン　アルビレオ

編集協力　笹原陽子　交通新聞クリエイト株式会社

発行人　横山裕司

発行所　株式会社交通新聞社
https://www.kotsu.co.jp/
〒101-0062 東京都千代田区神田駿河台2-3-11 NBF御茶ノ水ビル
編集部 ☎03・6831・6551　販売部 ☎03・6831・6622

印刷・製本　大日本印刷株式会社

ISBN 978-4-330-93718-2